Overcoming Anticipatory Anxiety
A CBT Guide for Moving Past Chronic Indecisiveness,
Avoidance, and Catastrophic Thinking

与预期性焦虑共舞

走出犹豫不决、回避、灾难性想法的 CBT 方法

著　［美］莎莉·M.温斯顿

　　［美］马丁·N.塞夫

主译　王　振

U0188513

上海科学技术出版社

图书在版编目（ＣＩＰ）数据

与预期性焦虑共舞：走出犹豫不决、回避、灾难性
想法的CBT方法 / （美）莎莉·M.温斯顿
(Sally M. Winston)，（美）马丁·N.塞夫
(Martin N. Seif) 著；王振主译. -- 上海：上海科学
技术出版社，2023.6 （2025.4重印）
（心理自疗课）
书名原文：Overcoming Anticipatory Anxiety: A
CBT Guide for Moving Past Chronic Indecisiveness,
Avoidance, and Catastrophic Thinking
ISBN 978-7-5478-6155-4

Ⅰ. ①与… Ⅱ. ①莎… ②马… ③王… Ⅲ. ①焦虑—
精神疗法—研究 Ⅳ. ①R749.7

中国国家版本馆CIP数据核字(2023)第069411号

上海市版权局著作权合同登记号 图字：09-2022-0461号

与预期性焦虑共舞：走出犹豫不决、回避、灾难性想法的CBT方法

著 ［美］莎莉·M.温斯顿

　　 ［美］马丁·N.塞夫

主译　王　振

上海世纪出版(集团)有限公司
上 海 科 学 技 术 出 版 社　出版、发行
(上海市闵行区号景路159弄A座9F-10F)
邮政编码201101　　www.sstp.cn
上海普顺印刷包装有限公司　印刷
开本 787×1092　1/16　印张 11.25
字数 180千字
2023年6月第1版　2025年4月第4次印刷
ISBN 978-7-5478-6155-4 / R·2748
定价：58.00元

内容提要

预期性焦虑是指因预期会面临某种令人害怕的情境（如面试、旅行或重要的社交活动等）而出现的焦虑，往往使人犹豫不决，产生回避和灾难性想法。

本书是写给受预期性焦虑问题困扰的众多读者的自助图书，由从业长达40多年的资深焦虑问题专家莎莉·M.温斯顿和马丁·N.塞夫所著。

本书以现代心理学理论与实证研究为基础，深入浅出地介绍了预期性焦虑的概念、表现和生物学基础。作者摒弃了可能会适得其反的传统的单纯技能教授，采用目前国际循证医学证据最多、应用最广的认知行为疗法（cognitive-behavioral therapy，CBT），以智慧心念引发读者思维模式的质变。同时，本书还介绍了以"期待、接纳、允许"为中心的"舞蹈"五部曲（DANCE），通过让步和承诺来解除预期性焦虑的桎梏，使读者重获心灵的自由感、自主性及愉悦感。

本书不仅适合焦虑障碍、强迫症患者阅读，对任何存在预期性焦虑、完美主义和决策困难的人也都大有裨益，可以为其走出身心耗竭提供解决思路。

译者名单

主译

王　振

——

译者（按姓氏拼音排序）

洪　昂　　王　振　　袁晨语

翻译团队

上海市精神卫生中心（SMHC）强迫症诊治中心

SMHC 强迫症诊治中心（以下简称"中心"）前身为成立于 2002 年的 SMHC 强迫症诊疗研究中心，2017 年更名为 SMHC 强迫症诊治中心，是中国第一家集临床诊疗和科研于一体的强迫症治疗中心。中心先后在肖泽萍教授、王振教授的带领下，大力推动了强迫症及相关心理疾病的诊治、研究、培训和科普工作。目前，中心依托上海市精神卫生中心临床心理科，聚焦强迫症、焦虑障碍、应激与创伤相关障碍，已形成以药物治疗与心理治疗为主、神经调控治疗为辅，结合科普教育和社会功能康复的整合式治疗模式。中心自成立之初即广泛开展国内与国际合作，团队成员参加了"强迫谱系障碍国际学院（ICOCS）""强迫症研究联盟（ENIGMA-OCD）"等国际强迫症学术组织，参与制定了世界生物精神病学联合会（WFSBP）的《2022 WFSBP 指南：焦虑，强迫症以及创伤后应激障碍的治疗》（第 3 版）之"第 I 部分：焦虑障碍"，为国内同行搭建全国性焦虑障碍学术交流平台"聚'焦'行动：焦虑障碍大讲堂"。中心致力于推进以强迫症为代表的焦虑谱系障碍的规范化诊疗、康复和预防，提高疾病的知晓率、治疗率和临床治愈率，降低复发率，努力通过医教研防联动，为广大患者提供最优化的服务。

作者

莎莉·M. 温斯顿（Sally M. Winston），心理学博士，美国马里兰州巴尔的摩市焦虑和压力障碍研究所的创始人兼主管。她是美国焦虑和抑郁协会（Anxiety and Depression Association of America，ADAA）的第一任主席、首届ADAA Jerilyn Ross临床医生奖的获得者，曾获得行为和认知治疗学会（Association for Behavioral and Cognitive Therapies，ABCT）图书奖。她在焦虑障碍和强迫症治疗方面拥有超过40年的临床实践和培训经验。她与马丁·塞夫合著了《关于焦虑障碍，每位治疗师都应该知道的事》《解锁：直面闯入性思维》《对确定的需要》等图书。

马丁·N. 塞夫（Martin N. Seif），哲学博士，ADAA的联合创始人之一，担任其委员会成员14年。塞夫是纽约白原医院（White Plains Hospital）焦虑和恐惧治疗中心的副主任，纽约长老会医院（New York-Presbyterian Hospital）教师，获得美国职业心理学委员会认知行为疗法认证。他曾获得ABCT图书奖，在康涅狄格州格林威治私人执业。他与莎莉·温斯顿合著了《关于焦虑障碍，每位治疗师都应该知道的事》《解锁：直面闯入性思维》《对确定的需要》等图书。

译者前言

共舞的艺术

拿什么才能留得住美妙的自助读物，幸有续曲以和之。《与预期性焦虑共舞：走出犹豫不决、回避、灾难性想法的CBT方法》（*Overcoming Anticipatory Anxiety: a CBT Guide for Moving Past Chronic Indecisiveness, Avoidance, and Catastrophic Thinking*）是继《解锁：直面闯入性思维》后的一部焦虑性体验自助图书，原著写于新冠病毒肺炎疫情时期。当我有幸阅读到原著时，正值我所在的城市弥漫着预期性焦虑气息之际，我迫切地希望能和团队成员一起尽快完成此书的翻译和出版任务，以便给特殊时期的人们带来更多疗愈。尽管最终未能更早出版，但书中的观念和方法早已在我们力所能及的范围内传递。

两位原著作者在书中运用了很多场景式描述和对话式编排，这些生动的内容清晰阐释了"预期性焦虑"的概念，这种共情的叙述方式已经在某种程度上抚平了读者的焦虑。全书提供了一幅思维模式转变的路线图，不仅适用于克服预期性焦虑，也可以陪伴完美主义者和有决策困难的人。我为本书可能有更广的受众面感到欣慰，却也为译文可能面临更多的挑剔而感到担忧。当我把这种担忧转达给翻译团队时，两位年轻的心理治疗师用书中所授之法让我放弃了这些最初的担忧，更用他们得体的翻译打消了我最后的顾虑。

这次，我们将书中"overcome"一词意译为"共舞"，考虑有三。首先，对待"预期性焦虑"并非是要以打压的态度去克服，完全没有"预期性焦虑"也并非是健康的心理状态，要让它适当存在而又不对我们的生活产生负面影响，唯有"共舞"。其次，书中提出疗愈性的五个步骤，其英文缩写为DANCE（舞蹈），这套以识别、接纳、不要、承诺和拥抱为核心的方法就像是舞蹈的基本步，无论对方是"预期性焦虑"还是"长期犹豫不决"，只要踩准自己的舞步，都可以如卡洛斯在《永恒的探戈》的秀场上一样，与对方自由"共舞"。最后，从基本步到在舞曲中流畅地舞动，需要时时练习，正如帕西诺邀请舞伴就着《一步之遥》的音乐跳舞时所表达的那句"探戈无所谓错步"一样，多次"共舞"就能应用自如。

今时，本书中文译本出版在即，由衷感谢翻译团队，感谢他们用专业的态度翻译出了"裹挟""伤未现，血已流"等时下用语，用文字实现了与当下共舞。特别感谢在本书出版过程中帮助过我们的每一位上海科学技术出版社的老师，感谢你们独到的眼光和精心的指导，让本书有望成为艺术。

最后，愿有缘阅读此书的您，不困于"预期性焦虑"，不乱于"长期犹豫不决"，不畏将来的"万一"，不念过往的"如果"，踩着属于自己的基本舞步，安稳，如初。

王　振

2023 年 5 月

英文版前言

这样的场景熟悉吗？定好的事情，你会在临行前几天甚至几周前不由地打退堂鼓，担心会搞砸，反复纠结是否要去，绞尽脑汁想出各种逃避方案和借口，甚至为临阵逃脱找好了托词，但这些做法反而令人更加忧虑。这样的事情或许只是一场社交活动、一次演讲、一个就诊预约；也或许是他人热切期待的某件事情，比如你本人的婚礼、与老友的会面、一次旅行的机会；又或许是一件曾做过无数遍但依然无法相信自己能做好的事情，比如驾车去某地、照顾孙辈，或者每年要填写的个人总结。身处这些事件中的"你"，会通过寻求他人陪伴或协助，或用希望有人陪着你来"以防万一"等方式来自助吗？还是早已对这些本应充满愉悦、兴奋的大小事件习惯性地感到焦虑？你会因为胆怯、不敢追求自己的内心而感到烦躁吗？还是会因为给自己编织重重保护网或缺乏自信而苛责自己？

如果以上场景你能对号入座，表明你有预期性焦虑。预期性焦虑是指对未来的事件或情景产生的焦虑感，因为你认为它们会让你紧张或不适。这种体验的出现是因为曾经发生过这样的事。幽闭恐惧症患者对当天晚些时候要乘坐电梯的担心是预期性焦虑。有洁癖的人忧虑第二天会坐在脏的座位上，也是预期性焦虑。另一个预期性焦虑的例子是，害怕在公众面前演讲的人会担心自己的焦虑毁了下周的演讲。

也许，你对"预期性焦虑"这个词会感到很陌生，但只要体验过，它几乎每天都会影响你。从不易察觉的厌恶或回避，到无处遁形的害怕，预期性焦虑是真正的幕后操手。它影响着你的生活和所爱的人。它让你错失良机，使他人因你不愿承担责任而抓狂、因你放弃挑战而倍感失望。它出现在你担忧时、退缩时及尝试寻找逃生路线和备份计划时。虽然预期性焦虑本身不是正式的医学诊断，但它几乎存在于焦虑的所有形态中。它的影响不容小觑：降低了我们的灵活性，削弱了自由感、自主性和愉悦感。

不仅如此，预期性焦虑常伴随着一种被称为长期犹豫不决的困扰。这是一种因思维僵化，导致无论决定是大是小，都很难做出的无力感。例如，你有那么一件物什一直想买，但每次准备购买时，都会变成不断地货比三家，最后无果而终；似乎买与不买都有万般理由，又或整个挑选过程太过复杂而成为一种折磨，所以不得不一再推迟决定。你是否曾因为需要确定一段关系，选择一份工作、职业或一所学校而陷入人生卡点？一直考虑搬家或去另一座城市生活，但始终无法付诸行动？因为太害怕"错过"或事后后悔，所以无法立刻采取任何行动或做出任何决定，最终导致自己与机会擦肩而过？习惯列举优缺点清单，但却止步于此？明知道想做什么，可就是不动？或者会因为惧怕改变、承诺及某种程度的未知而让自己的生活停滞不前？

如果以上问题困扰着你，本书基于现代心理学原理的实证研究所得出的见解和建议会帮助你走出困境，过上更充实、灵活和愉快的生活。克服预期性焦虑需要付出相当大的努力——但绝对会是最智慧的付出。试着从两方面入手：首先，有意识地去察觉什么时候会引发拖延或回避的状态及体验；其次，理解记忆加工、自动化思维及对安全感、保障性及确定性的内在需求是如何导致思维得出有关未来的误导性结论。你将学习识别思维和感受是如何让你回避恐惧，因此一到要做决定就发怵，以及它又是如何混淆现实期望和虚幻警报的。你也会学习如何将预期性焦虑的信号转变成行动，而不是红色危险警示。此外，也是最重要的一点，学习如何直面恐惧，如何做各种决定，如何活得精彩、充实。

为什么这本书与众不同

市场上有很多通过技术和训练来指导如何放松、摆脱忧虑、自信地做决定，以及如何保持理性思维、直面恐惧的自助手册。本书无意于此，通篇更不会谈技能或教授读者怎么做。本书更像是能引发思维模式质变的路线图，将指引你摆脱焦虑的挟持，从而开启内心渴望的新体验。从如何打破原有的预期性焦虑核心信念，到为自己所追求的去行动，再到如何更加自由地做选择，这些内容在书中都有详述。

本书的实践难点之一是在被令人窒息的自动化思维裹挟时，识别和理解大脑与身体的反应方式。当然，尝试新的行为模式需要勇气。旧的模式不管用，想要不同的结果，就需要另辟蹊径。如果你已经非常努力地想要停止预期性焦虑，并强迫自己行动，那么本书会揭秘为何这种"努力"收效甚微，而什么样的努力更为可取。遵循书中的建议将会助您事半功倍！

本书的两位作者都是焦虑领域的治疗专家。40多年来，他们帮助成千上万的患者战胜重症焦虑。本书旨在帮助读者实现态度的转变，而不是在尝试过的技术清单中再加一套新技术。这种转变意味着能够"看见"原先信奉的"坏事成真"的自动化思维，从而不再受其所限。它也包含能够客观理解正在发生的事情，让事件自然呈现。这种转变更是关于放下控制，减少对焦虑想法的关注。这将是一个"放弃造就自由"的过程。

如何最大限度地用好这本书

建议按照章节顺序阅读，即从前言到后记。当人在焦虑中挣扎时，总会禁不住诱惑，一头扎进"怎么做"而忽略其他章节内容。这种做法是阅读本书的大忌。没有前面的铺垫，后面的内容如同空中楼阁般没有意义，因为前面章节的写作逻辑意在为（后面的）如何康复提供基本原理，同时也解释了硬着头皮直面恐惧和通过意志力来强做决定根本不会成功的原因。

本书第1章和第2章阐明了"预期性焦虑"和"长期犹豫不决"的概念。第3章介绍了焦虑的生物学基础及其与环境应激源之间的相互作用。第4章从隐性和显性、大和小、意识与潜意识等角度剖析了回避，以及为什么回避会维持并强化预期性焦虑和长期犹豫不决。第5章解释了自动化思维是如何成功操控原本有好处的基本常识，从而产生灾难性预期，并使选择、承诺变得困难重重。第6章谈论长期犹豫不决的三个主要成因：完美主义、追求确定性和害怕后悔。第7章通过解释元认知，走出旧的恐惧性自动化思维和灾难性思考，并阐明了态度的重大转变对康复至关重要。第8章讲解视角和态度转变的实际运用，尤其是具有疗愈性的"舞蹈"五部曲——DANCE。第9章对一些可能会出现的常见问题进行答疑。最后，第10章定义了康复的含义及如何维持康复的效果。

致谢

每次我们在写一本书时，都会确定地宣布这是最后一本书了，然后在快完成的时候，马丁就对下一本书有了想法并开始"拉赞助"。谢谢你，多年来，我们在谷歌文档上建立了友谊和合作，在写作的过程中，我们同时编辑、删除和澄清彼此的文字。我还想告诉大家，他负责工作中所需的电子技术部分，而我刻意地逃避学习如何使用它们。

我特别要感谢麦克·海蒂（Michael Heady）和莎拉·克劳利（Sarah Crawley），他们承担了我大部分的其他工作，使焦虑和应激障碍研究所照常运转。感谢我们的培训主管卡尔·罗宾斯（Carl Robbins），与他的谈话使我获益良多。我还要感谢New Harbinger出版社在各个层面给予的支持和专业指导。

这份手稿是在新冠病毒肺炎疫情时期写成的，我们每天都承受着不确定性，并因想象中的灾难而感到焦虑。我要感谢Zoom社群，让我与专业人士、朋友和家人始终保持联系，并给予我足够"正常"的错觉来熬过这段时间。很感激能够与我一个女儿的全家待在一起，而当时我另外两个女儿则分别在两个边境封锁的国家。诚挚地感谢给我寄送食物的人，追求科学、社会正义和公共卫生目标的人，以及守护我们大家的人。

莎莉·温斯顿

2021 年 6 月

　　这本书是三部曲的第三部。当开始写关于闯入性思维的书时，我们还不清楚焦虑体验有三个独立的组成部分，每一部分都值得出版一本独立的自助书。我设法说服了莎莉共同完成三部曲，因为我不可能独自完成。对于我们之间长期的友谊、感情甚至争论方式，我倍感自豪。如果说我是一个技术迷，那么莎莉是一个更具创造力、思维更缜密、知识更渊博的人。我们是一个优秀的团队，我们俩能取长补短。很高兴我们的作品帮助了这么多人，之前的两本书在过去的一年里被翻译成了11种语言。

　　这是怎样的一年啊！在整个新冠病毒肺炎疫情和动荡时期，我有幸有家人和朋友的陪伴。感谢茹塔（Ruta）的支持、关注和爱，感谢伊娃（Eva）加入这个大家庭。感谢我的骑行舱让我度过了最艰难的隔离时期。还要感谢凯西（Kathy）、伊万（Yvonne）、皮特（Peter）、麦克（Michele）和约翰（John）让我保持活跃和繁忙。特别感谢我的患者，尤其是在这段时间里，他们教给我的东西远远超过了我在任何书本上学到的知识。感谢卡尔（Carl）在一些重要问题上给了我有力的澄清。还要感谢New Harbinger出版社的工作人员杰西（Jess）、维克拉伊（Vicraj）和格莱托（Gretel）在本书出版过程中提供的指导和及时的帮助。

马丁·塞夫

2021年6月

目录

第 1 章　预期性焦虑：伤未现，血已流　1

第 2 章　长期犹豫不决：前怕狼，后怕虎　25

第 3 章　焦虑的身体和黏性思维的生理机制　43

第 4 章　回避：预期性焦虑和长期犹豫不决如何让人陷入困境　59

第 5 章　被想象劫持　71

第 6 章　犹豫不决的助燃剂：完美主义、追求确定性和害怕后悔　83

第 7 章　疗愈性的态度：元认知视角　99

第 8 章　让步和承诺：回避的解药　117

第 9 章　问题解决：常见问题与解答　139

第 10 章　康复意味着什么　149

后记　157

参考文献　158

第 1 章

预期性焦虑：
伤未现，血已流

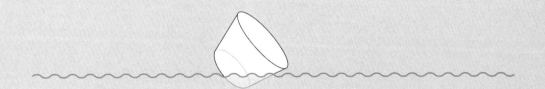

焦虑有多种形式，其中多数都包含预期性焦虑，如各种恐惧症、社交焦虑和惊恐发作。焦虑者大多遭受强迫性恐惧或令人不安的闯入性思维带来的巨大痛苦。焦虑有时以躯体症状的形式出现，有时仅仅表现为一种持续的担心，但这种担心如影随形、令人无法完全放松。焦虑通常伴随着对未来的担忧和对自身表现、安全或幸福的怀疑，从而影响生活中的选择，自然也会限制选择生活方式的自由度。

如果上述焦虑令你感同身受，那么你正在经历预期性焦虑。简而言之，预期性焦虑是指现实生活中令人担心的情境或体验还没发生**之前**，人就感到恐慌并不由自主地想逃跑。

什么是预期性焦虑

预期性焦虑是指对未来的担忧，担心坏事随时发生，以及害怕不能处理好手头的事情。当我们预感到这是一个艰难的决定、行动或状况时，就会感到焦虑。这也是当我们听信脑海里"坏事会发生"这种声音时的感受。预期性焦虑似乎预示着危险，就像一种警告，警告我们停止行动，或者至少谨慎行事。

预期性焦虑是恐惧的第三层级表现。恐惧的各层级表现具体如下：

1. 第一层级，是对具体事物的恐惧。例如：**害怕蜜蜂**。
2. 第二层级，是对恐惧状态的恐惧。也被称为"对恐惧的恐惧"，如惊恐。举个例子：**对蜜蜂的恐惧会导致惊恐发作，进而引发失控或心脏病。**
3. 最后，恐惧的第三层级，是指恐惧我们处于恐惧状态时的恐惧。读起来有些拗口，但没那么复杂。还是举个例子：**因为担心看到令人毛骨悚然的蜜蜂导致惊恐发作、失去控制，甚至做出疯狂的事情，所以一想到下周的露营就倍感痛苦，犹豫是否要取消这次露营。**

恐惧的第三层级也可以被理解为"回避层"。预期性焦虑是回避的强大驱动力，因为它会强行让你把注意力集中在可能发生的负性事情上。仅当负性预期是适度的，比如在会议上紧张到大汗淋漓但依然可以进行计划陈述，才可能被克服。

但灾难性预期，比如惊恐发作、当众出丑、关系破裂，会令人焦虑到无法行动。预期性焦虑让你以为回避是唯一的出路。

> **划重点**：预期性焦虑属于恐惧的第三层级，也是回避的主要驱动力。

重要的是，预期性焦虑不仅是对焦虑、恐慌（情绪）的预期，还包括对厌恶、愤怒、羞愧、后悔、耻辱、不堪重负等其他不想要情绪的预期。回避的冲动就是源于对令人讨厌的情感，如巨大的失败、丧失或灾难的预期。

> **划重点**：预期性焦虑包含对任一不想要的感受或体验的预期。

识别焦虑困扰中的预期性焦虑成分

大多数人最初很难觉察到焦虑体验其实有两个独立的组成部分：焦虑障碍本身（如恐惧症、社交焦虑、惊恐、担忧、强迫思维和强迫行为）及预期性焦虑。预期性焦虑一般出现在遭遇你所担心的事情**之前**。例如，当你预感某个场景可能会导致惊恐发作而惴惴不安时，预期性焦虑则在这一事件发生的几小时、几天、甚至几周前就已悄然而至。当你努力说服自己，尝试某项活动或做出某个决定是安全的，比如去见一位新朋友、使用公共浴室或忽略一闪而过的感受或想法，预期性焦虑则会让你对这些"尝试"心生恐惧，然后被"事情愈演愈糟"的画面唬得动弹不得。

那么，如何提前把预期性焦虑从还未发生的可怕场景、决定或冲突中抽离出来？需要注意的是，预期性焦虑呈现的方式因情境不同而千变万化。它可能表现为恐惧回避、害怕落单、表演焦虑或失眠；也可能表现为强迫症患者为了避免污染而必须做的繁复准备，或病理性焦虑患者等待测试结果时的痛苦不堪；还可能表现为对某种闯入性思维挥之不去的恐惧，或者持久的呼吸急促。预期性焦虑会引发强迫行为，这也是定义强迫症及其相关障碍的核心症状。正是预期性焦虑（万一……我将无法忍受）迫使人们通过精神仪式和强迫行为的方式缓解当下因强迫思维所引发的不适感。

有些人的预期性焦虑可能表现为害怕参加派对、去餐馆就餐或外出旅行，以免遭遇某种自认为无法处理的情况。晚上不能一人独处的执念也可能源自一种对突然发病或出现可怕想法的预期性焦虑。对臆想亲密关系的预期性焦虑可能是回避约会的原因。对随时会被解雇的预期性焦虑可能会使你在每天上班前觉得自己生病了。

有时，预期性焦虑会被错误地标识为"自由浮动式"焦虑。在等待事件发生期间，预期性焦虑会使身体习惯性紧张，甚至有时并没有具体的预期，身体也会不明就里地紧张。这会损害健康，因为紧张的身体可能会引起头痛、胸痛和肌肉痉挛。事实上，预期性焦虑是持续呼吸急促的主要病因（Fried and Grimaldi 1993；Tavel 2017），也是惊恐发作的先兆。在慢性胃肠道问题中，如腹泻、恶心或呕吐，也可以直接追寻到预期性焦虑的踪影（Singh et al. 2016）。为避免症状复发，预期性焦虑也会不断地塑造行为（例如，关于怎么做、说什么及去哪里的决定）。低水平的预期性焦虑就像一般的担忧；而高水平的预期性焦虑会表现得非常强烈，被称为"预期性惊恐"。

预期性焦虑是焦虑障碍中被称为广泛性焦虑障碍（generalized anxiety disorder，GAD）的重大组成部分，具有无效和过度担忧的特征。目前对广泛性焦虑障碍的研究表明，担忧本身其实包含两部分：一是最初的担忧［通常是"如果……（坏事发生）会怎样？"的句型］之后跟着另一个试图消除最初的担忧而产生的想法；二是那些让人以为有帮助但实则会维持焦虑循环的想法，如为掩饰某种回避而有策略地进行所谓的"计划""分析""复盘"或"应对"。之前，在我们出版的《对确定的需要》（Seif and Winston 2019）一书中详细描述了这种现象。简而言之，广泛性焦虑障碍中想象的、折磨人的"万一……会怎样"的想法是一种预期性焦虑。

划重点： 广泛性焦虑障碍中，担忧的假设部分是一种预期性焦虑。

提示： 预期性焦虑可能是社交焦虑和物质使用障碍的一个隐蔽特征，常表现为参加派对或去酒吧**前**为了"进入状态"必须小酌一杯或干完一瓶的行为。因为物质使用障碍和社交焦虑经常同时出现，所以将预期性焦虑作为维持这两个问题的显著特征梳理出来是很重要的。戒断期间对痛苦恐惧的预期会维持成瘾。那些面临类似问题但还未达到临床诊断标准的人，在某种程度上也会有预期性焦虑反应。

　　预期性焦虑是想象的产物。它伪装成能预知将来的先知，而这只是其欺骗和愚弄你的众多方式之一。即使它的预测经常是完全错误的，但它就是冥顽不化。了解这个基本事实是让你摆脱预期性焦虑的第一步。

　　从头到尾读完本书时，你就能准确地识别出焦虑中的预期性焦虑部分。许多患者告诉我们，了解焦虑的两个独立组成部分（即预期性焦虑与各种核心恐惧），对他们具有变革性的作用。

　　以下是一名飞行恐惧症患者的预期性焦虑案例：

　　　　莫莉曾是一名受预期性焦虑影响而被迫停飞8年之久的飞行员。当她不断努力克服自身的恐惧后，终于迈出了勇敢的一步：尝试飞行。一次次地坚持，在3年数十次飞行后，她已能从容应对。然而，即使现在每次飞行前，她依旧会担心天气，担心领航员的身体状况，担心可能遭遇气流不稳，这些会令她再次感到极度的恐惧而焦虑万分，甚至闪现完全放弃飞行的冲动。

　　这个案例的重点是，预期性焦虑往往比恐惧症本身更持久。经过对这个问题的持续工作，莫莉意识到预期性焦虑是假话连篇的预言家，自己每次的回避想法都是它在作祟。于是，后来无论感受如何，莫莉都能坚定地投入每一次飞行。最终，当莫莉不再将预期性焦虑与她所做的任何决定联系在一起，并把它当作不值得分神的耳旁风时，她的预期性焦虑消退了。

　　划重点： 预期性焦虑通常是焦虑障碍和强迫症康复过程中的最后一关。

　　虽然这是一个小众职业的特例，但重要的一点是，对所惧怕之事的焦虑预期往往比情况或经历此事本身更摧人心智。而且，接下来的内容会表明这种体验非常常见。

预期性焦虑有多常见

估算特定心理障碍患者数量的研究有很多，（包括）被称为"流行病学"研究的人口调查。然而，正如前文所述，预期性焦虑不是一个单一诊断。相反，它是一种"跨诊断"现象，是几乎所有情绪障碍中焦虑症状的普遍特征，尤其是抑郁症；它也是创伤后应激障碍的特征，尤其是在预期面对创伤应激源相关事件时。因此，我们很难确定到底有多少人会受到预期性焦虑的影响。

再换组更宏观的数据来看。大多数研究表明，焦虑障碍的终身患病率大概为10%。抑郁症的终身患病率也同样约为10%，5% ~ 7%的人患有创伤后应激障碍。因此，按照最保守估算，大概15%的人在其一生中会受到预期性焦虑的影响（Eaton et al. 1981），且仅在美国受其影响的人数就超过5 000万。

所以，与预期性焦虑的斗争，绝不可能是一个人的奋战。预期性焦虑是一种普遍存在且没有年龄限制的心理障碍。

跨越整个生命周期

预期性焦虑通常会在家族中传播。阅读完本书，你可能会开始关注自家孩子和年长家族成员各自的预期性焦虑，不同年龄段的表现会略显不同。

预期性焦虑会在孩子开始明白什么是"将来"的那一瞬间变得异常活跃。这也是孩子在接种疫苗数周前就表现出害怕的罪魁祸首。孩子可能会问许多关于接种疫苗感觉的问题或直接表现出抗拒、乱发脾气或者无法入睡，甚至在接种疫苗当天一踏入医生办公室就开始吵闹、大哭、（拼命）挣扎。结果，一眨眼的功夫疫苗就打好了，快到每个人都忍不住嘀咕："就这？简直瞎闹腾。"但是，下次打针还是会重蹈覆辙。这是因为预期性焦虑通常是整个经历中让人感受最糟糕的部分，与实际发生的事情相比，这种感受更清晰地存在于孩子的记忆中。

类似的例子还有：一开始，你儿子会央求不要去参加他朋友的生日聚会。但当他熬过了最初的犹豫和害羞而最终决定参加后，又会玩得非常开心。又如，一个即将走进高考考场的年轻人会在考前几天、甚至前几个小时里紧张到坐立不安，手足无措，不停地转眼珠，或者一碰就炸毛。有些孩子可能会在音乐会前一天晚上出现呕吐或胃痛，而有些离异家庭的孩子一想到第2天要去见不住在一起的爸爸或妈妈时也会有类似的肠胃反应。再比如，有些孩子一听到要外出露营就立刻反胃，吃不下东西。儿童预期性焦虑的核心指向包括：担心父母任何一方的健康、安全或死亡，开始新活动，离家上学或外出露营，以及（分床）独睡。青少年的预期性焦虑主要指向校园生活和同龄人社交问题，也有部分来自他们对自身未来的担忧，如上哪所大学、做什么工作、和什么人约会，甚至有人还担心地球将来会怎样。

而在生命周期的另一端，年龄的增长会令人越来越敏锐地感受到身体老化、记忆衰退、跟不上新技术知识及离逝等这些恼人的变化。年长者大多更警觉，其预期性焦虑也会更强，仅一次跌倒或忘记重要的事情就会引发严重的预期性焦虑。许多年长者尽管仍然具备独立活动和学习的能力，但还是会因为预期性焦虑变得不自信，从而对新活动心生怯意。年长者的预期性焦虑主要指向行走、独处（尤其是在晚上）、健康和财务问题、使用新技术、对新闻时事的反应，以及对残疾或痴呆的恐惧。

预期性焦虑让所有人在遇到事情时的行为反应如出一辙：立即回避，变得犹豫不决，感受不到快乐。因此，那些想要摆脱其控制的人，无论年龄大小，都遵循相同的原则。首先，我们来了解犹豫不决是如何维持预期性焦虑的。

犹豫不决在加剧预期性焦虑中的作用

通过观察你会发现，预期性焦虑会因犹豫不决而加剧、随着做出的每一个决定而缓解。有趣的是，无论这个决定是回避，还是截然相反的坚持行动，都具有缓解的功效。

假设明天的团队例会轮到你发言，你一直担心会搞砸；但当你决定请病假并让同事代劳时，先前的预期性焦虑就会骤然下降，这令你瞬间如释重负。虽然你可能会对自己感到恼火，甚至觉得自己是一个失败或无能的人，但你也能真切地感受到，自己对明天已不再恐惧。当你决定不让自己经历想象中的灾难时，整个人很快会放松下来。当预期性焦虑成功指使你选择回避时，它就会消失。

> **划重点**：回避的决定会令预期性焦虑消失，但有时只是暂时的。

另一种场景是，你一直纠结要不要出席例会，左右权衡，举棋不定，也越来越焦虑。同时，需要尽快作出决定的紧迫感也让决定变得越来越困难，更不用提缓解焦虑了。

还有一种不太明显的场景是，当你下定决心排除万难去做这件事时，你的预期性焦虑开始下降。立下誓言的那一刻，没有了自我辩论，也无须衡量风险、设计逃离方案、担心后果及费尽心机地纠结去还是不去，你的预期性焦虑也会明显开始减退。可见，**坚定的承诺会缓解预期性焦虑。**

以上就解释了前文所述的预期性焦虑会随着决定的做出而降低——无论你做什么决定。

> **划重点**：预期焦虑随着犹豫不决而增强。

关于回避如何潜移默化地强化预期性焦虑，后面会详细阐述。而此刻仅需要注意"预期性焦虑"和"回避"两者是如何相互纠缠的。只有以下场景才会触发预期性焦虑，如当你需要主持某件事、去往某地、直面内心的恐惧、登台表演、外出旅行或再次揭开令你痛楚的创伤。

至此，我们对犹豫不决和回避如何影响预期性焦虑已有所理解。接下来，我们将深入探讨如何让预期性焦虑自我现形。

预期性焦虑体验的五种表现形式

这里会阐述预期性焦虑最常见的表现形式。所有形式的预期性焦虑都会在不经意间自我延续。这些表现形式包括无益的态度、灾难化幻想、经验和行为上的回避，以及自我谈判、辩论和谋划。这也恰恰解释了预期性焦虑如此普遍并且用尽全力克服却依然存在的原因。这些表现形式乍一看像是应对焦虑的方法，但实际上却加剧并维持了焦虑。在接下来的章节中，我们将会一一说明这些表现形式为什么使得预期性焦虑自我强化，同时为如何彻底改变这一自我延续的过程指明方向。

决定咬牙坚持。这可能是最常见的表现类型。当你做出承诺或身负责任时，你感到恐惧在身体里快速蔓延，上次感受到的强烈焦虑也再次袭来。内心有个声音说："我不能退缩，硬着头皮做下去吧。不管感觉有多糟糕，我都会挺过去的。结果注定糟透了。"不幸的是，多数情况下，这样的思维方式会让预期性焦虑掌控局面。这会产生两种可能性：要么，随着任务的临近，你的焦虑直线飙升，于是决定无论如何都要取消；要么，你的确去做了，但是无论事态如何发展或你如何去做，以往的体验只会让你感到做这件事是一种煎熬。这种预期的痛苦会深深烙印在你的记忆中，并同时偷走你对真实事件本身的记忆，令你下次依然感觉很糟糕。咬牙坚持做完一件事的痛苦会经久不散。

与"咬牙坚持"相反的是自愿自主。与其胆战心惊地疲于应对，不如主动接受，才可能将焦虑经验变成康复的契机，而不是持续不断地担心一件件令你精疲力竭的事情。这一点将在第8章中详细介绍。

对回避权衡利弊。虽然你害怕坐飞机，但还是决定全家出游去迪士尼乐园。计划行程的那一刻，你就已经感到害怕，但仍安慰自己说可以随时退出，同时也告诉家人自己不一定能陪他们一起去。买完票，你感到更加两难，焦虑使你如坐针毡但又动弹不得，而此时你仍然不能明确表态自己飞不了。出发的日子越来越近，排山倒海般的焦虑涌来，脑海里也不断浮现飞行中可能发生的那些灾难性事情的画面。你在去或留之间左右权衡，但还是决定等到机场后再做最终抉择。现在你的预期性焦虑值已经很高，"应该去"和"马上退出"这两个声音不断地撕扯着你。预期性焦虑令你更加难以做出决定。最夸张的是，即使已经踏上飞机并系好安全带，你仍在思想斗争中。直到舱门快关闭时，你才决定放弃并仓皇逃离。

下飞机的那一刻，你如释重负，但也因无法克服焦虑而感到挫败。

计划如何应对或逃避。有人约你共进晚餐，他们看起来人还不错，但你跟他们并不熟，你兴奋地想答应，但心底仍有些焦虑。于是，你开始例行准备工作：在谷歌、脸书（facebook）和照片墙（instagram）上搜索，向可能认识这些人的朋友侧面打听，并征询朋友和家人的意见。结果，因为还需要再想一下，你设法延迟回复消息。你在想是否真的有时间去赴约，甚至会为当晚可能谈到的话题——准备聊天素材。你把自己搞得手忙脚乱。当最终答应赴约，你决定开车前往，这样一有机会你就可以找到借口立即驾车离开。此外，你还打电话给朋友，请他帮忙在聚餐开始 1 小时后通过短信或电话与你联系，为脱身打掩护。当天，你提前到达，点了一杯伏特加马提尼给自己壮胆。后来，聚餐很顺利。但这是因为有逃跑计划或者伏特加的加持吗？要是没有这些"小计谋"，聚餐还能进展得如此顺利吗？如果你将其归功于这些应对机制，就会一直依赖它们，而没有机会去体验摆脱它们的那种自在感。

回避引发的连锁反应。有时候，回避某种类型的焦虑会触发另一种类型的焦虑。如同这句谚语所言："做也不是，不做也不是。"假设你非常担心得结肠癌，预约了常规的结肠镜检查。等待中，你渐渐被焦虑所淹没，觉得自己最后一定会被确诊为癌症，甚至有可能会在半麻醉的状态下死于医疗事故。你不敢往下想，赶紧取消预约让自己缓一缓。但随即你似乎又感到体内的癌细胞正四处扩散，预期性焦虑令你更加恐慌不已。怎么办呢？你只好再重新预约肠镜检查。于是，你又陷入了新一轮的预期性焦虑—回避—新的预期性焦虑的循环往复中。

试图忘掉即将发生的事情。对即将发生的事情感到焦虑，试图把它抛在脑后暂时不去想，甚至意图将其从意识中驱逐出去，这是另一种应对预期性焦虑的方法。其主要问题是，试图把一个想法从脑海中抹去，就如同尝试让潮水逆流、阻止太阳落山一样白费功夫。这一点在《解锁：直面闯入性思维》（Winston and Seif 2017）一书中有大幅介绍。那些费尽心思想消除心中忧虑的行为，不仅令忧虑更加掷地有声，而且也是加剧预期性焦虑的主要来源。

其实，每个人都有自己应对预期性焦虑的常用方式。下面将结合一些真实案例来展现预期性焦虑是如何影响生活，以及哪些应对方式是无效的。

预期性焦虑的类型

不同类型的预期性焦虑都具有不想要的感觉和强烈的回避冲动这两个特征，但是它们的成因却存在显著差异。

我们已经知道预期性焦虑是焦虑时产生回避的助燃剂。它会在你打算继续进行时制造麻烦，在你选择回避时骤然下降。预期性焦虑产生的根源不同，因此理解这些将有助于我们有效克服它。根据不同来源，预期性焦虑可分为五种类型。我们会通过展示真实的例子来一一说明其表现。我们描述的对象都源于真实案例，但改变了一些细节，使他们的身份无法被辨认。

在现实生活中，人们可能会经历多种类型的预期性焦虑，积累不同的应对经验。在一生中，焦虑的焦点可能会从一个主题变为另一个主题，无效的应对策略可能会被采用，随后被放弃，灾难化思维也会改变。当你阅读有关预期性焦虑的类型和案例说明时，看看是否可以发现每个人是如何陷入夸大的担忧和反应中，以及他们做了哪些无益的尝试。

基于想象

在基于想象的预期性焦虑中，过度活跃和富有创造性的想象会立即让你联想起与灾难性后果相关的场景和一系列可能出错的事情——就像组成了一个故事大杂烩，那些不太可能但确实可能发生的故事，以及可能性极低也会让人做最坏打算的故事交织在一起。媒体对灾难、事故和离奇事件的报道也会加剧这种焦虑。一个以想象为基础的预期性焦虑的例子是，在想象医生可能会对你确信是黑色素瘤的痣做出什么诊断时，你会经历强烈的焦虑。另一个例子是看到空难或新冠病毒肺炎感染者的报道，想象如果发生在自己身上会多可怕。还有一个例子是对开车去新的地方感到焦虑，因为想象自己很难找到停车位，甚至你已经开始因为担心迟到而感到尴尬了。基于想象的预期性焦虑在强迫症和广泛性焦虑障碍患者中很常见，但并非只发生在这些人身上。

一种基于想象的预期性焦虑的变体涉及对可能发生但没有发生的经历的灾难化阐述。例如，你可能回到家后因发现自己忘记关炉灶而感到害怕，想象着房子被烧毁了。尽管什么都没发生，但你现在甚至一想到使用煤气灶就会感到焦虑，因为这可能把房子烧毁。

表现形式

> 约翰说他没有安全感，因为他甚至都不敢想象自己可以不满头大汗并呼吸自如地在课堂上发言。他从不举手，在整堂代数课上，心里拼命祈祷老师不要点他的名。有时，如果他认为老师即将点自己的名，他觉得自己就快昏倒了。他想象自己在所有人面前出丑，以及不堪忍受的屈辱。他想要辍学。

下一个基于想象的失眠症例子是在青少年和成年人中常见的预期性焦虑。埃勒里的母亲意识到失眠是预期性焦虑的表现。埃勒里想象中的学业失败（尽管并未发生）让她夜不能寐，她不想逃学，只是希望不要把事情搞砸。

> 埃勒里的妈妈注意到女儿每个星期天晚上都难以入睡。埃勒里是一名优秀的学生，但她告诉妈妈，她担心可能会发生一些"打破所有功课都是A档记录"的事。这也许是一个突击测验，或者可能没有正确完成作业。每个星期一早上她都很紧张，但到学校就放松了，并在一周中的其他晚上都睡得很好。

以下是一个成年人不断想象最坏的情况，相信自己担忧的事，并让自己始终处于预期性焦虑状态的例子。

夏奇拉在开始治疗时说，她度过了糟糕的一周，因为知道自己快要死了，而担心她的孩子们会如何应对，以及她是否能承受即将到来的考验。她正在等待诊断性血液检测的结果，确信结果会显示她患有绝症。她对即将到来的医生预约感到恐惧，只有两天的时间了。一周后，她不好意思地告诉治疗师，目前所有指标正常，但她仍然觉得自己患有某种未被发现的疾病。这是一种持续的模式。在这种模式中，夏奇拉的想象力和对自己健康的焦虑、不确定感使她无法明白一个简单的道理，即预期性焦虑一直在欺骗她。

当即将外出旅行时，你能想象出各种各样可怕的画面，这是预期性焦虑的常见来源。在这种基于想象的预期性焦虑中，逃避和准备逃避，尽管徒劳无用，却滋生了更多焦虑。

贾米森每月要多次开车去其他州工作。每次出差前的日子对他来说都是一部恐怖片：他一天要查好几次天气报告，出发前一天晚上睡不着觉，临行前还经常呕吐；他担心照顾自己狗的人会生病而照顾不了他的狗，尽管这从未发生过；他也担心车会半路抛锚，尽管有两项紧急汽车服务和一项备用服务，他还会想象自己由于堵车而迟到，想象自己在方向盘上睡着了。为了以防万一，他标出了沿途医院的位置。他认为可能自己的年纪不再适合这份工作，将不得不辞职。这种恐惧最超乎寻常的地方在于，一旦他真的上路，焦虑就变得可控，但每次出发之前，还是如此艰难。

接下来也是一个基于想象的焦虑案例，它表现为对回避的利弊权衡模式。这通常出现在那些对身体疾病有夸大恐惧的人身上。有时，健康领域专家的非正式建议会引发他们持续的预期性焦虑。

比约恩是一位健康的46岁男子，也是一位狂热的马拉松赛跑爱好者，他在35岁之前就完成了三场马拉松比赛。他现在是两个年轻女孩的父亲，却一直在担心可能会得重病。在一次例行健康检查中，医生告诉他，许多人现在都在做"钙化评分"，该评分显示心脏动脉中的钙含量。这种测试快速、廉价、无创，所以可以在未来几年内做一下。这个简单的建议几乎引发了一次惊恐发作！他以前从未担心过自己的心脏，仅仅是担心癌症、脑瘤和艾滋病。可是，现在他很害怕测试结果会显示严重的心脏病。比约恩安排了检测，但想到严重心脏病所带来的恐惧让他难以承受，所以他在最后一刻决定取消检测。但随后，他又开始想象自己心脏病发作，而这项测试将是挽救生命的唯一方法。因此，他重新安排了检测，但在预约前几个小时再次取消。尽管这种取消产生了另一种形式的预期性焦虑——他感到无能为力，左右为难，无法做任何决定，并且担心焦虑本身带来的压力会导致他死于心脏病。

当比约恩陷入两种不同的恐惧之中时，回避并不能让他松一口气。

有些时候，你甚至可能没有意识到回避行为是由预期性焦虑所驱动的。你可能承认自己被某事吓坏了，但并没有将持续的回避与预期的焦虑联系起来。接下来的两个例子展示了那些令人意外、自动，甚至无关的回避行为。

有时，回避会表现为一系列错误、延迟、疏忽或厄运。该患者的想象促发了他自己没有完全意识到的回避行为。

格斯因过度害怕生病而来接受治疗。他承认去看医生很可怕，但仍计划每年都进行例行检查。尽管如此，安排预约并按照预约时间去找医生对他而言一如既往地很艰难。有一次，他糊里糊涂地去了以前的内科医生的办公室！但他竟然丝毫没有察觉，也无法理解为什么和医生的预约不在他们的日程上。还有一次，他找不到门铃，却完全没有想到打电话给前台问一下。距离上次体检已经3年了，他担心不断延迟可能会导致任何疾病进一步恶化。尽管如此，格斯还是很难承认是预期性焦虑导致他没有进行年度身体检查，而认为是一连串的运气不好、时机不佳和愚蠢的错误才导致了这一切的发生。

格斯的预期性焦虑表现为大意疏忽和犯错误。

> **划重点**：预期焦虑可以表现为导致错误、延迟和疏忽的脑雾。（译者注：脑雾是大脑难以形成清晰思维和记忆的现象，比如在昼夜节律中因过度疲劳而产生的感觉。）

下一个基于想象的焦虑案例因为其痛苦的本质而特别值得注意。有时，预期性焦虑会表现为一种广泛的不适：就在重大事件发生前开始感到恶心，但这种不适在事情结束后会神奇地消失，你会对此感到非常惊讶。

何塞参加了即兴表演课，在现场观众面前表演之前，他会感到非常不舒服，头痛、喉咙痛、恶心并一直发抖。他不停地量体温，来决定是否要登场，但体温始终是正常的。他甚至希望自己能发高烧，因为那样一切就都结束了。他的焦虑聚焦在决定到底应该去表演，还是留在家里。他不知道这种不适其实是由预期性焦虑引起的，一旦他到了那里开始表演，这种焦虑可能会消退。

何塞焦躁的躯体使他感到不适。

> **划重点**：预期性焦虑会感觉像是一种急性疾病，一旦恐惧事件结束，就会神奇地好转。

当想象未来的灾难性变化时，预期性焦虑可能会感觉像是内疚或沉重的不负责任感。

桑迪阅读了一篇关于气候变化将导致粮食短缺，以及这将如何影响未来几十年人类全球迁移的文章，然后就睡不着了。她一直想象着自己带着一个饥饿的小孩在炎热干燥的土地上长途跋涉，饥饿和贫困最终将如期而至。她决定辍学，投身于应对气候变化的工作，但又觉得浪费父母的钱是不负责任的。她时常感到胸口发闷，有一种窒息的感觉。当她想到自己可能会没事而其他人难逃厄运时，会有挥之不去的内疚感。

这是基于想象的预期性焦虑另一种典型的表现：想到并未发生但可能发生的坏事时的反应。

希尔达是一位89岁的寡妇，她独自生活，会有人给她送日常用品，并在需要时可以免费使用车辆服务。她为能够独立做饭和自理事务而感到自豪，包括投资和基本的医疗需求。然而，最近她在浴室里被一块地毯绊到，在淋浴间摔倒，扭伤了脚踝。她给女儿打了电话，但不愿拨打911急救电话求助。她挂着拐杖在家蹒跚而行，直到可以在没有支撑的情况下行走。令她惊讶的是，她无法停止自己可能受了重伤的这个想法，导致她极度害怕跌倒。她会紧抓着家具和扶着墙壁，每当必须出去的时候都很焦虑。她只会穿一双认为安全和舒适的鞋子。虽然伤势相对较轻，但她对自己独立外出的基本态度有了改变。这种预期性焦虑使她感到自己变得衰老、脆弱和难堪。假设性的想法让她变得高度警惕，时刻担心发生另一次更严重的事故。

基于记忆

基于记忆的预期性焦虑是一种条件性焦虑反应，当你回想起以前的惊恐发作或非常强烈的痛苦时会发生。它不是想象的产物，而是基于对早期真实经验的记忆。发生这种困扰的场景与焦虑产生了联结。这是一种条件反射。这种预期性焦虑往往会自动出现。如果你在电梯中有过惊恐发作的经历，即使发生在几年前，当时的记忆对你来说依旧非常真实。因此，每当你打算乘坐电梯时，焦虑都会被唤起。你会不由自主地退缩，每每要进入那个场景，就会变得犹豫不决，好像所有的电梯对你而言都是危险的，会引发同样强烈的焦虑。即使乘坐了很多次电梯都安然无事，这种感觉可能依然存在。基于记忆的预期性焦虑可以表现为焦虑的躯体反应，即使你意识不到它与过去事件的联系。

类似地，如果你曾经在5年级的课堂上做读书报告时被吓坏了，那么即使在成年后，你也可能会有类似的体验，而且这种体验可能会扩展到任何一个你成为全场焦点的场景中，还会担心别人对你表现的评价。即使是想象在会议上发言，也可能会激发几十年前羞耻的感觉和痛苦的记忆，并产生预期性焦虑。这种预期性焦虑在惊恐障碍、各种恐惧症、社交焦虑和表演焦虑障碍中很常见。

表现形式

在基于记忆的预期性焦虑案例中，对重回惊恐发作地点的反复思考无意中加深了恐惧。

> 迈拉是一位独立自主的年轻工程师，深受曾在一座桥上惊恐发作的困扰。2年前，她开车去拜访住在海湾另一边的朋友，路上觉得心跳加快、头昏眼花和胸闷。她告诉自己只是累了，然后继续开车。但是当上了桥，她突然意识到不可以在桥上靠边停车，于是经历了一场严重的惊恐发作。自那以后，尽管这种情况再也没有发生过，但这次经历一直困扰着她。她再也没登上大桥。最近，她答应再次拜访她的朋友，这让她非常为难。她睡不了觉，一直在想象一个尴尬的场景，在这个场景中，她的车停在桥上，阻碍了交通，看起来像是一个歇斯底里的疯子。她正在纠结要不要找个借口来取消这次拜访。

不愉快经历的记忆与躯体感觉的记忆相结合会触发基于记忆的预期性焦虑。在下面的案例中，"吃饱"的感觉是触发因素。除此之外，还有一些基于记忆的预期性焦虑与视觉、听觉、嗅觉、味觉及躯体感觉有关。

> 尚蒂自从小时候食物中毒过以后就一直担心自己会呕吐。在那之后，她有时会拒绝上学，因为担心自己会在课堂上呕吐。成年以后，每当需要开车外出时，她都会确保自己不会吃得太饱，因为她将饱胀感与呕吐联系在一起了。如果她刚吃了一顿大餐，感觉很饱，她会等到这种饱胀的感觉消失后再开车。

预期性焦虑可能会被泛化——例如某人会害怕并回避所有可能让他感到被困

或会受到他人评价的情景。这些情景也可能非常具体。接下来的案例是一个喜欢社交活动但极易体验预期性焦虑的小学生。

> 艾米是个 10 岁的女孩，每当她要去参加派对或社交聚会时，都会感到焦虑。但有意思的是，她很期待上学，并喜欢与一两个朋友一起玩。但是，当她即将进入一个有很多人的房子时，她会呆在车里无法动弹，也经常在同伴生日聚会前突然说"肚子疼"。她的父亲说，这是从去年她在一个生日聚会上被一个女孩的哥哥取笑后开始的。随着聚会时间的临近，她会变得暴躁不安，有时会在门前踯躅不前，既不按门铃也不与同伴一起进去。她无法解释是什么困扰着她。无论她是否与家人在一起，这种试图回避一大群人的现象总会发生。

许多像艾米这样的孩子无法直接告诉我们他们正在经历预期性焦虑，但他们的行为表明了这一点。在艾米的案例中，她的恐惧可能是基于想象的担忧及对痛苦经历的记忆，但这并不是一个罕见的组合。

基于创伤触发

当你想象过去曾带来巨大痛苦，引发焦虑或造成精神损害的一件或多件事时，基于创伤触发的预期性焦虑会自动出现。这种类型的预期性焦虑更多地基于现实，而不是基于想象；然而，它被过去的实际创伤经历夸大了。一个例子是对回家参加家庭活动的极度焦虑，在这种情况下，你可能会短暂地遇到一位多年前曾虐待过你的家庭成员。即使你没有任何意愿与其互动，但在想到可能会遇见的时候，你就会预期可能会出现不想要的感觉。

表现形式

意识到将面对触发创伤的事件会将一般的不适感放大到强烈的预期性焦虑。

在下面的案例中，恩佐对校友聚会感到"绝对惊恐"。创伤性记忆放大了恩佐的预期性焦虑。

> 恩佐在波士顿的一个下层阶级区域长大，上的是教区学校，他的一些老师非常严苛。恩佐清楚地记得被一位特别讨厌的8年级老师反复羞辱，那一整个学年他都感到恐惧和耻辱。当他收到第25届校友聚会的邀请时，焦虑情绪飙升，但他仍决定参加。他制定了逃跑计划，包括可能的提前离开。他决定走前喝一两杯酒来给自己"壮胆"，并确保妻子明白，如果真的碰到之前羞辱过自己的老师，他们可能需要突然离开。最近，他也总是做噩梦，被一个看不清脸的人欺负或辱骂。

基于对预期性焦虑的敏感性

如前所述，过度活跃的想象力可能是一种强大的制造焦虑的力量，尤其是当独自一人，你的想象集中在痛苦灾难发生的可能性上时。对于那些易感焦虑、无法处理焦虑并觉得自己在紧急情况下会"崩溃"的人来说尤其如此。焦虑敏感性是对焦虑或痛苦的广泛恐惧。它源于一种信念，即无法应对身体上的唤醒感觉或心理上的焦虑体验，这会使你面对某些情况时感到脆弱。在这些情况下，你会有特别强烈的无能或无法掌控的感觉。最终，导致的结果就是你害怕它们。通常，产生这种预期性焦虑的情况与新奇、刺激或特定挑战有关。其他人也可能会在这些情况下感到焦虑，但区别在于：你不仅害怕这种情况，而且还被预期的焦虑击垮了。这种焦虑敏感性表现为诸如"如果我无法忍受怎么办"，或者"如果我惊慌失措，无法处理或掌控局面怎么办"等想法。曾经成功驾驭新事物和拥有的信心黯然消失、被自我否定或显得微不足道。

表现形式

在这个案例中，尼雅非常害怕陷入害怕的感觉，她深信在焦虑时无法照顾自己，也不相信自己能在晚上独处。

当得知丈夫要离开时，尼雅立即开始寻找一个朋友"待命"，另一个朋友"候补"，以防她独自一人时发生什么事情需要帮助。她想象自己在淋浴时摔倒、生病、听到外面奇怪的声音，或者家中可能会停电。她在家里随时随地都拿着手机让自己感到安心。她本想申请一个针对老年人的医学警报仪戴在脖子上，但她不好意思这样做。因为她才39岁，没有任何身体疾病，而且丈夫已经常常对她评头论足了。

在另一个基于对预期性焦虑敏感性的案例中，娜塔莉亚在患有惊恐障碍和社交焦虑的情况下，怀疑自己为人父母的能力，害怕出现惊恐发作、羞辱性经历或无法忍受的焦虑。这种恐惧让人感觉像是一个不可逾越的障碍。但是，回避会导致内疚和对自身育儿质量的质疑。根深蒂固的自我怀疑和不安全感进一步加强了她难以胜任当前任务的预期。

娜塔莉亚有一个7岁的女儿。她和丈夫是来自白俄罗斯的移民，她会说一口流利的英语，但带有口音。自从女儿上学以来，她害怕与同学的母亲接触。除了生性害羞以外，她还试图隐藏自己的惊恐障碍、社交焦虑，对自身外国口音的尴尬和对惊恐发作的恐惧，迫使娜塔莉亚避免与女儿朋友的父母接触。这导致她女儿没有机会与同伴一起玩，并一直被女儿追问为什么她是班上唯一一个没有玩伴的孩子。

尼雅和娜塔莉亚有共同的焦虑敏感性特征——害怕焦虑本身。她们害怕惊恐发作或高度焦虑时出现的躯体反应和焦虑的心理体验。我们将在第3章更详细地探讨焦虑敏感性。

划重点：焦虑敏感性是预期性焦虑的强大来源。

基于情绪

最后，在临床抑郁症、疾病或其他生理驱动的情绪状态期间，可能会出现基于情绪的预期性焦虑。例如，在产后，随着激素的变化和睡眠的减少，你可能会对与他人见面感到异常的焦虑。或者，如果你正在与抑郁症作斗争，抑郁症正在剥夺你对任何事情的热情，那么之前期待的活动可能会成为现在所恐惧的事情，并可能促发预期性焦虑。当你感到自闭，觉得这不是真实的自己，不能发挥正常水平，或者不能集中注意力或享受任何事情时，对自身义务、与他人的相遇，甚至是经常参与的活动，产生预期性焦虑是很自然的。对潜在疾病的治疗将使你恢复平日的自信，这种预期性焦虑也会自然消退。

表现形式

当间歇性抑郁情绪占据主导地位时，即使是通常放松自信的人也会时常感到每项工作都难以承受和令人沮丧。以下是一个基于情绪的预期性焦虑的例子。凯文的临床抑郁症让他感到自闭，觉得目前的状态"不是真实的自己"。

凯文患有复发性抑郁症。当感觉好时，他是一个受欢迎的、外向的人，在工作场所担任领导职务，并且通常比大多数人更擅长沉稳地应对压力。只有妻子知道他的心理健康问题。最近，他的抗抑郁药不再有效，正在换新药。他感觉一切都慢了下来，注意力开始不集中、睡眠不好、体重减轻。他觉得这样的生活毫无价值，自从新冠病毒肺炎疫情开始以来，他几乎无法在家远程办公。但总有一天，他将需要回到办公室，他对此感到害怕。"如果我还是这样，大家都会知道我有问题，不能再承担任何工作任务了。我感到很自闭，觉得自己很没用。"尽管返回办公室的日期还没有确定，而且新药完全有可能会有效，但太多的预期性焦虑，使他考虑要申请因为偏头痛而不是心理健康的病假。

划重点：预期性焦虑可能源于想象、记忆、预期的创伤触发因素、焦虑敏感
　　　　　 性或情绪。

这些案例当然不能囊括预期性焦虑的全部内容，但它们可以让你了解焦虑预期在什么情况下会以何种形式表现，同时促使你进行回避的。

自我剖析

　　学会识别自己的预期性焦虑。当你回顾曾经回避的情景或者在做出选择、接受挑战之前遭受不必要的痛苦时，试着找出预期性焦虑。这个过程需要慢慢来。你能列举出因为预期性焦虑而没有做或无法做想做事情的例子吗？本周的每一天都请你思考生活中激发预期性焦虑的情景，看看你是否能注意到犹豫不决是如何发展的，并注意回避或回避的冲动是如何形成的。

总结

到目前为止，我们介绍了预期性焦虑的现象，这是几乎所有焦虑的一个组成部分，并描述了它是如何成为焦虑体验的一个单独的可识别的部分。我们谈到了预期性焦虑会欺骗你，让你认为焦虑预示着所担心的事情会发生。我们对它的常见程度做出了估算，还描述了预期性焦虑如何在整个生命周期中呈现，以及一些常见的体验形式。我们探讨了犹豫不决在不经意间延续和加剧预期性焦虑中的作用，也介绍了预期性焦虑在现实生活中的表现形式。识别预期性焦虑将使你关注回避在维持焦虑中的作用。辨认这种现象在生活中的呈现，将使你能够克服阻碍，过上想要的生活。

第 2 章

长期犹豫不决：
前怕狼，后怕虎

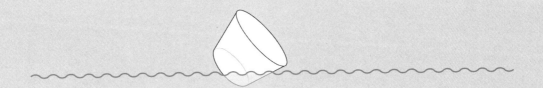

长期犹豫不决是指滞留在选择的关口，无法前行。它可能时常出现在一些无关的小事上（我该看哪部电影？该买哪个品牌的麦片？），同时也会在重大的抉择中体现（我应该嫁给这个人吗？买这所房子吗？）。这是一种回避做决定的习惯，有时是痛苦的、焦虑的，有时是清醒的，有时又是无意识的。长期犹豫不决中通常存在很大一部分预期性焦虑，正如我们在第 1 章中所讨论的，犹豫不决常常助长并加剧预期性焦虑。拖延者和完美主义者经常经历长期犹豫不决。许多患有强迫症（obsessive-compulsive disorder，OCD）的人也是如此。本章探讨了多种形式的长期犹豫不决。

以下是长期犹豫不决的案例：

> 卡罗尔总是难以下定决心。热水器坏了，她无法决定要买哪种类型的新热水器。烤箱坏了，她决定不了是买嵌入式的，还是独立摆放的。几个月来，房子里没有烤箱，也没有热水。她会花好几个小时寻找"合适"的礼物，但孩子们很少收到生日礼物。她参加社交约会经常迟到，因为无法确定哪件衣服更合适。她想搬去另一间公寓，但在广泛搜寻之后，仍然找不到合适的。与此同时，尽管他们能买得起更大的房子，可四口之家仍住着一个小的两居室。卡罗尔一直在思考她错失所有机会的原因，但始终无法打破这个循环。卡罗尔正在经历长期犹豫不决。

卡罗尔的经历能让你产生共鸣吗？如果你也正在与长期犹豫不决进行斗争，你可能也注意到了这种无法确定，即无法确定要做出的决定是否"正确"。或者，你可能会陷入困境、拖延、遗忘或回避，因为无论做出哪种决定都可能走上错误的道路，产生可怕的结果或觉得遗憾。长期犹豫不决在强迫症、广泛性焦虑障碍或抑郁症患者中很常见。这是一种不做决定的习惯类型，也是生活在这个世界上的一种方式。就像预期性焦虑一样，对未来的过度思考和想象让你无法行动。然而，与预期性焦虑相反，长期犹豫不决可能涉及大量焦虑，也可能涉及很少，甚至几乎没有明显的、能被意识到的焦虑。

划重点：长期犹豫不决是一种反复出现的倾向，即回避做出决定并陷入进退两难的境地。

超越普通的犹豫不决

在我们生活的不同时期，回避做出大大小小的决定是很常见的。我们都知道人在陷入困境的某些时候，似乎无法做出选择；几乎每个人都有无法做出决定的时候。这很正常，有时你只是不确定或没有获得足够的信息，所以推迟一段时间再做决定。卡在某些具体的选择点上，并不能叫做长期犹豫不决。区别在于，非长期犹豫不决的人能走出困境并设法继续生活，而长期犹豫不决是一种持续的、惯常的不做决定和陷入困境。我们讨论的是一种不做选择的普遍趋势和风格。

一些长期犹豫不决的人似乎在各个领域都不能做出决定，而另一些人在生活的一些方面能毫无困难地做出选择，但在另一些方面却因长期犹豫不决而无法行动。例如，有的人在工作中可能是自信和果断的，但无法在亲密关系中做出承诺或选择。而有的人可能是自信的父母，但无法选择一个美发师或度假地点。

我们无法提供任何关于经历长期犹豫不决的人数的确切统计数据，因为这不是一个诊断类别，也没有关于这个问题的有效调查。许多有长期犹豫不决的人认为这只是"我的性格"，因此即使自我感觉不好，也不寻求帮助。这是极其不幸的，因为存在有效的方法来解决这些问题。此外，这种类型的无法行动可能与其他问题相关，如焦虑、强迫症和抑郁症，所有这些问题都可以得到有效治疗。长期犹豫不决不是性格特征，而是一个可以改变的行为问题。它的表现形式也因人而异，我们将在接下来的内容中讨论。

划重点：长期犹豫不决不是人格特质，而是可以改变的行为问题。

回避做出决定的四种方法

每个长期犹豫不决的人都有特定的敏感性领域和回避做出决定的个性化模式。

以下是不做选择的四种最常见的模式。你可能有自己的一套不做选择的方式，建议关注你特有的长期犹豫不决和回避做出选择的方式。

拖延和延迟

"拖延"是指你知道需要做什么，但无法在当下做出决定，而"延迟"更像拒绝做出决定。以下是一个关于"拖延"的案例。

> 阿萨德要在截止日期前提交在线大学申请，他迫切希望被最喜欢的学校录取。他也是一个活跃的自行车骑手，所以计划在自行车赛季结束后开始申请学校。然而，每当打开浏览器，他发现自己看的都是自行车杂志的网页，然后开始为自行车搜罗新设备，并想象着最新的高科技自行车设备即将带来的乐趣。他也是一个忠实的游戏玩家，就在开始感受到临近截止日期的压力时，他发现自己最喜欢的游戏正在发布全新版本。他又玩得停不下来。最后，在申请截止的前一天晚上，父母勒令他停止玩游戏，他才设法在最后一刻完成了申请。平时考试前，他也经常像这样熬通宵。

在"延迟"的案例中，塔帕尼拒绝做出决定。

> 塔帕尼是演讲俱乐部的忠实成员，参加了会议培训以磨炼销售技巧。他花了很多年才决定去获得认证。他需要在6个月内完成12次午餐时间的小型演讲才能通过评估。在最初的5个月里，他无法确定话题、演讲日期，也没有准备任何演讲内容。最终，他在3周内完成了12次演讲。这种延迟是他生活中的一种模式。他花了很长时间在两个工作机会之间做出决定，但等他做出决定，两份工作都已经失效了。当可以升职时，他延迟提交绩效评估，因为无法决定如何评价自己，从而失去了机会。

主动逃避（鸵鸟政策）

逃避是为了避开所有你不愿意做出的决定，并假装不需要做出任何决定。

　　阿芙罗狄蒂是一位成功的商人，也是家族中第一个成为企业家的人。多年来，她与家人的关系一直存在矛盾。当她与妹妹因财务问题发生争执时，她忽略了妹妹怒气冲冲的电子邮件，也没有接听她的电话或查看她的短信。一天，她收到一封律师发来的电子邮件，说他被妹妹聘用了，她也应该聘请一位律师来代表自己，阿芙罗狄蒂没有回应这个要求。当最终开始治疗时，她承认邮箱里有超过200封与这场冲突有关的未读邮件。她始终无法决定是让步于妹妹的要求还是坚持自己的立场，所以她逃避了整件事。

遗忘

遗忘——有时被称为"方便的遗忘"，是一种意识之外的回避方式。这看起来是偶然的，但最终会形成一套固定的模式。

　　马修的妻子对丈夫吸食大麻很担心，但马修自己对是否要停止感到很矛盾。他有时想减少甚至停止使用大麻，有时又不想。他已经同意接受治疗以解决此问题，但一直错过治疗预约。他把这些预约时间记录在手机日历中，但工作时，他会忘记查看手机。然后，在错过预约几个小时后，才意识到他"忘记了"。他也不记得自己对答应完成治疗所需做的作业的承诺，似乎左耳朵进，右耳朵出。他决定1个月不吸食大麻，但后来忘记了承诺，并因此深受打击。

利用免责条款做出决定

可撤销、替换、反悔、重做的选择也许会使每个要做的决定成为暂定的决定，从而可以反复地考虑而无须做出坚定的选择。

凯伦花了 2 年的时间来寻找最好的手表。她买一块退一块，一块接一块。她只买可全额退款的手表。这块手表太花哨，那块又太朴素；这块可能会让人觉得自己在炫耀，那块又是如此普通，以至于没人会注意到。有时，她纠结于当有人还在挨饿时，她是否可以要这样的手表；有时，她觉得自己是冲动消费而选择退货；其他时候，她又会对某一款手表情有独钟，每天在网上查看多次，但从不订购。最近，她又觉得手表已经过时了，因为每个人都带着手机，所以她又改变了主意。她仍在不停地寻找。

> **划重点**：陷入进退两难的形式包括拖延和延迟、主动逃避、遗忘和利用免责条款做出决定。

在没有做出决定或选择的过程中，人们可能会呈现一种或多种陷入两难境地的形式，有时是有意识地回避焦虑，有时是在痛苦中无意识地回避。

长期犹豫不决可能有不同的潜在问题

长期犹豫不决可能源于几个不同的问题。一些长期犹豫不决直接源于预期性焦虑。如果你是这种类型，那么你对灾难性后果和未来想象的可怕描述会导致你感觉"僵住"或"陷入困境"，从而避免失败、损失、尴尬或痛苦的感觉。

在接下来的部分中，我们将介绍长期犹豫不决的六种形式——避免潜在风险、避免"错误"选择、做出最佳选择（或"分析性瘫痪"）、做出"最合适"的选择、害怕错过，以及有理由的犹豫不决，并给出对应的真实案例。

然而，请记住，停留在当前的困境中，不做出决定的习惯可能会出现在生活中的任何领域，从选择贺卡到选择配偶，从填写调查问卷到决定大学专业，从选择座位到移民去另一个国家。因此，请将这些描述作为示例，而不是完整的清单。还要注意，有些人有几种不同的陷入两难境地的方式。

避免潜在风险

尝试避免潜在风险构成了一种长期犹豫不决的形式基础，这种形式与预期性焦虑相关。举一些例子，比如无法预约医生、决定面对挑战、承担项目或自愿担任重要职位。你可能会做出决定，然后不断地重新审视这个决定；你可能对任何承诺都有一个逃避计划，可能是"提前给我发短信，到时再决定去不去""到时间再说"或"我可能会改主意"。这种类型的长期犹豫不决对于朋友和家人来说非常令人抓狂，得不到肯定的回答，常常要遭受计划临时取消或改变。你可能在不知不觉中构筑了不可靠、不体谅，甚至自私自利的坏名声。避免潜在风险是在避免任何选择可能引发的预期性焦虑。

表现形式

避免所有风险是不可能的，试图这样做会导致错过重要的最后期限。卡米拉是一位单身母亲，希望为17岁的女儿费尔南达提供最好的一切。但她的犹豫不决无意中反而增加了风险，因为卡米拉在寻求不可实现的全无风险的决策。

费尔南达12岁时，儿科医生推荐了一种针对女性癌症的疫苗。疫苗在十三四岁时接种最为有效。卡米拉进行了大量调查，发现这种疫苗有利有弊。她唯一的期望就是保护费尔南达免受风险，尽管医生力劝"利远大于弊"，但她仍然不确定，因此继续推迟决定。现在，费尔南达已经17岁了，接种疫苗的有效性已大大降低，但卡米拉仍在犹豫是否要给女儿接种。

避免"错误"选择

源于预期性焦虑的第二种长期犹豫不决的形式是避免做出"错误"选择。这方面的例子包括想象这个选择会让你抱憾终身或将陷入一个难以维系却又无法逃脱的境地之中。主题是围绕着避免错误：可能是大错误，比如选错大学或生活伴侣；或者是小错误，比如买了一件最后会不喜欢但不能退货的衣服。举个例子，一位特别想要孩子的单身年轻女性不停地比较收养、人工授精和寻找有小孩的伴侣的好处。令人难以置信的是，这种情况一直持续到她60多岁，她才意识到为时已晚。这是一个拖延的例子，之前简要介绍过，并将在第6章中详细讨论。对可能出错的计划、出现的灾难性后果和面临无法忍受的遗憾的生动想象助长了这种类型的困境。

表现形式

可能做出错误选择的想法让一些人无法动弹。当代价看起来高得让人无法忍受时，回避整个问题成为无限期延迟做出选择的一种方式。阿尔维塔被想象中错误决定的严重后果吓坏了。

阿尔维塔已经和男朋友同居8年。她说一开始觉得两个人似乎很合适，但男朋友在同居后就开始变了，变得疏远和不愿意交流。大约7年前，在寻求心理咨询的尝试被忽视后，她开始考虑与他分手。他们现在过着完全独立的生活：睡在不同的房间，很少一起吃饭。男朋友把几乎所有的空闲时间都花在玩电子游戏上，阿尔维塔对此很生气。阿尔维塔开始非常注重健康，经常锻炼，健康饮食，体重也减轻了。相比之下，男朋友仍然点比萨饼，每天躺在沙发上看电视。但每当阿尔维塔想要分手，就会想到其实男友是一个作风正派的人，从来没有欺骗过自己，也是一个可靠的养家糊口的人，并且也很支持阿尔维塔努力保持健康。阿尔维塔谈到她与两个女性朋友意见上的分歧：一个朋友说她应该和他在一起，他有时很有魅力，如果他们要孩子，他也会是个可靠的父亲；另一个让她分手，认为她能找一个更好的。阿尔维塔想知道她是否要的太多，也许这就是亲密关系的样子？她想象着和一个人在一起拥有真正的亲密关系，她害怕如果结束这段关系，可能会犯下一生中最大的错误。她意识到犹豫了这么久，如果想要孩子，那留给她再找另一个人的时间就所剩无几了。

下面是一个长期犹豫不决的男性案例，他执着于在旅行计划和娱乐选择上不出错。

　　本不是旅行社职员或酒店服务人员，但他知道一切有关购票的信息。他购买的各种门票都是在广泛研究过所有行程可能性、里程计划并涵盖娱乐或活动选项后的产物。他巨细无遗地搜罗优惠券，确保自己这一单是最划算的。同时，为了防止临时不能去或出现问题，门票也必须是可退的。然后，他会反复查看天气、政治局势、在线评论、任何新的选项或机会，以及确认自己心情的好坏。因而，他常常在最后一刻更改或取消计划。

以下是一个用免责条款做决定的绝佳示例。对于许多长期犹豫不决的人来说，一些看起来很小的事情，比如出去吃饭，都可能是一场灾难。当菜单上可能还有更多美味的菜品选择时，怎么能决定吃哪一道主菜呢？因此，他们总是说："让其他人先点吧，我还得再看看。"

　　加布里埃拉从不喜欢和朋友出去吃饭，因为她经常是最后一个决定想要什么的人。她对选择感到不知所措，永远无法确定最想要的是哪道菜。但后来她解决了这个问题：她没有试图决定想吃什么，而是有意识地回避这个决定，每次外出就餐时总是点同样的食物。这可能不是她想吃的东西，但可以使她免于不得不做出决定的痛苦。

加布里埃拉创造性地、有意识地回避决策。她牺牲多样性来防止焦虑，每天都穿和同事一样的衣服（卡其裤和白衬衫）来"让事情变得简单"。

做出最佳选择（"分析性瘫痪"）

还有一些形式的长期犹豫不决，较少受到预期性焦虑的驱动。比如，聚焦于做出最佳选择，有时也被称为"分析性瘫痪"，是指痛苦不堪地在两个或多个可选方案之间做选择。

如果有这种形式的长期犹豫不决，你常常会来回摇摆，觉得没有一个选择合乎心意。你可能经常做无休无止的研究、征求他人的意见，并列出帮助不大的利弊清单。这些都是因为想要做出最佳选择，与我们将在第6章中讨论的完美主义有关。

表现形式

这是一个长期犹豫不决的案例，主人公甚至无法进行简单的购物。即使他坦率地承认，他是否购买物品并不重要，重要的是他做出了最佳的选择，不会后悔买错了东西。

大卫多年来一直想买一个水族箱。他无法决定是要买一个5加仑还是50加仑大的，也不知道应该买一个长方形的还是椭圆形的，养淡水鱼还是咸水鱼，布置活的还是塑料植物，一开始就花一大笔钱，还是小额度支出慢慢打造。到目前为止，他还没有买任何东西。问题的关键是：一旦他买了鱼，就是一群活物，不能退货，只能为它们提供最好的环境，但他可能会后悔购买。他穿梭在实体店之间，并在多个网站上搜索查找，到目前为止还没遇到最心仪的水族箱。但他相信，当看到它时，他会知道的。与此同时，他又告诉自己这并不重要。他的妻子听烦了这些说辞。对于大卫来说，做出最佳选择的愿望导致没有选择。

许多形式的长期犹豫不决都包括考虑去做某件事。你有没有想过在教堂做义工，但从未真正做过？或者邀请课堂上坐在旁边的人一同外出？考虑邀请邻居一起散步？甚至想过提出加薪的要求？

有时，考虑做某事也可能涉及做调查研究并与其他人讨论。长期犹豫不决和正常行动步骤之间的区别在于，长期犹豫不决没有付诸实践的进展，而是会陷入思考、研究或谈论之中。但这毫无益处，因为最终的结果仍是无所作为。再多的讨论、思考或研究都不会导致行动决策，想再多也解决不了想太多的问题。

> **划重点**：过度思考、谈论或研究某个主题通常是长期犹豫不决的表现，以分析性瘫痪的形式出现。

做出"最合适"的选择

另一种长期犹豫不决的潜在形式是想要做出"最合适"的选择。你可能对想要什么有一个想法，或者觉得当你遇到自己想要的东西时就会知道。你期望以最合适的价格购买最合适的房子、车或装饰客厅的艺术品。然而，你的努力往往是徒劳的。你一直在等待那种"啊哈！就是这个！"的感觉。你在寻求一种确信的感觉，或者至少是一种没有任何疑问的感觉。虽然预期性焦虑在这里起到了一定作用，但这更多与无法忍受不确定性（或强迫怀疑）有关，我们将在第6章中详细介绍。

表现形式

当执着于自己是否做出了最合适的选择时，看似简单的选择可能会变得让人无法承受。最后，你可能会失去选择，因为其他人会为你做决定。以下是一个案例：

　　法蒂玛买了一套新公寓，因此要卖掉旧公寓。她通过一个房地产经纪人朋友购买了新公寓，但对让这个朋友负责出售她的旧公寓不太放心。她想找一个镇上更资深、专业的人，但又不想冒犯朋友。由于无法做出决定，她把这件事抛到脑后，有意识地回避解决这个问题。旧公寓空着几个月，而丈夫也因为法蒂玛迟迟没有行动而变得越来越不耐烦。最后，经纪人朋友联系了法蒂玛，劝她应该将公寓卖出去，并表示想在下周将公寓挂牌销售。法蒂玛对此表示同意，但不确定这是否是最合适的选择。

接下来是一个关系停滞不前的案例，因为多年来，两个人都在等待做出最合适的选择。她们在等待最合适的时机求婚，但机会始终没有出现。

PJ和女朋友琳达已经同居了11年。她们一起买了房子，共同照看心爱的狗，每个人都知道她们是一对。当同性婚姻被合法化时，她们两个都非常兴奋，不停地谈论在哪里度蜜月。PJ说，她们将永远在一起，等到她成功升职后就结婚。琳达努力经营着自己创立的家庭企业，决定一旦开始盈利，就会和PJ结婚。然而，两人都没有向对方正式求婚，也没有决定婚礼日期。她们这样做是为了保护对方和自己，以免产生一旦确定日期，就不能反悔的感觉。分析性瘫痪是因为她们试图做出最好的选择——不是和谁结婚，而是什么时候结。

害怕错过

另一个类型的长期犹豫不决源于害怕错过（fear of missing out, FOMO）——要追求一切机会，保持所有选项和途径开放，不放弃任何可能性。由害怕错过造成的长期犹豫不决会导致不做选择，因为觉得做出一个选择意味着失去另一个选择。害怕错过还可能表现为无法选择一条职业路径，因为它关闭了其他路径；或者，无法只以一种行动计划安定下来，因为这意味着放弃另一个同样有吸引力的选择。为了避免错失任何可能让人兴奋的体验，害怕错过会使人身心疲惫和超负荷承担。想要颜色的钱包会断货的担心将导致你无法拒绝任何选择，而买下所有能买到的颜色。与趋近—回避冲突（你想要一些东西，但它让你觉得害怕）不同，这是一个趋近—趋近冲突（你想要一切，但这是不可能的）。

表现形式

大学申请的平均费用超过50美元（Kerr 2020）。大学方面宣称如此高的费用一部分目的在于保证只有认真的申请人参与申请。但是，当许多大学看起来都不错，而你又担心没申请最适合的大学时，会发生什么。以下是一个害怕错过的案例。

> 罗伊斯是一名优秀的高中毕业生，成绩都在B$^+$水平，他想主修艺术或商科。许多大学可以向罗伊斯提供良好的教育，但他似乎无法缩小选择范围。他每调查研究一所大学，都会发现这所大学至少在一个方面可以很好地满足他对大学的期待，每所大学看起来都有独特的优势。辅导老师告诉他最多申请10所大学，其中需要包括3所能有较大把握被录取的大学。但是，罗伊斯一直无法做出选择，担心可能会错过最适合自己的选择。罗伊斯最终申请了53所学院，总申请费超过3 500美元！

辛迪也害怕错过：

> 辛迪注册了6个不同的约会软件，因为她不想错过遇见合适的人。她每晚都要花几个小时浏览所有的选择，阅读每个人的资料，并在她应该睡觉的时候回复几十条短信。她不确定是否每个人都是真诚的，也觉得自己疲于应付。事实是，她至今没有和任何人约过会，因为她太忙了。

有理由的犹豫不决

最后，我们应该注意到，有些长期犹豫不决的人没有意识到任何预期性焦虑。他们可能觉得继续进行研究调查并延迟决定是合乎情理的，可能认为自己相当谨慎，也可能认为轻易做出决定的人过于冲动或轻率。无论需要多长时间，他们都会将"尽善尽美"视为一种美德。他们愿意承担让他人失望及不作为带来的负面影响。这些人不太可能阅读此书或为问题寻求帮助，因为这种犹豫不决不会让他们感到痛苦、尴尬或焦虑。但是，家人和亲属可以通过阅读此书来理解或帮助他们。

表现形式

有时，人们通过向自己和他人声称他们不喜欢、不想要或不关心某事来为做不出决定辩护。这种理由对其他人来说往往是空洞的。

　　安东尼仍然在使用一部老式的翻盖手机。他声称自己不喜欢太先进的技术或制造手机的公司，却一直借用他人的智能手机来搜索事物或查找方位。他不承认尽管自己声称厌恶高科技，但却频繁地使用它们。他将此视作是一个原则问题，甚至表明他不介意使用发送一条短信需要点击3次的旧方法。他觉得不买智能手机也是有理有据的。

以下是另一个有理由的犹豫不决的案例：

　　每个人都知道辛布里亚想要一只狗。她不停地谈论养狗的选择，领养还是购买培育的纯种犬，长毛犬还是短毛犬，袖珍犬还是大型犬。每次在公园里散步时，她总要停下来摸一摸别人的宠物狗。她说等准备好了就会养一只狗，有时准备好了意味着一个更大的公寓，有时意味着假期有时间可以训练狗，有时又意味着有更多的余钱。但她从来都没准备好。

选择性失明：不作为的代价往往被忽略

长期犹豫不决的一个常见表现是对无所作为的代价选择性失明。换句话说，你可能会全神贯注于想象采取错误行动可能带来的负面后果，或者专注于试图找到正确的行动，以至于你忽略了不采取行动所带来的损失。在这些情况下，想象对行动的后悔比意识到不作为的实际影响更强大。这些代价包括失去难得的机会，陷入令人不快的境地，落后于同龄人、朋友或家人，让其他人失望，或引发自我批评和羞愧。

对做出决定的预期担忧通常始于"万一……怎么办"的思维。陷入困境并感觉无法采取行动是试图回避那种"要是……该有多好"，希望自己当初做出了不同选择的感觉。你觉得选择会以某种方式产生遗憾，因此什么都不做会感觉更安全。因为不作为感觉像是面对无法解决问题的暂时措施，或许反而会成为最好的选择，所以思考不作为的后果会被延迟，甚至被忽略。

长期犹豫不决的另一个潜在后果可能不会立马呈现，这就是其他人如何解读你令人失望的行为方式，他们可能会直接告诉你或一如既往地支持你。你可能会被认为是自私、不体贴、固执、不可靠或不成熟的。一位患者对表妹指责她自私并且自我中心的行为感到震惊。表妹抱怨说，患者经常在最后一刻改变计划，会让自己在她穿衣打扮的时候等很久，还不愿意约定具体的活动时间，她偶尔做的安排也十有八九会被取消。这名患者是一个善良、善解人意的人，却不知道别人竟然是这样看待她无法做出决定这件事的。

划重点：当你因犹豫不决而无法行动时，往往会忽略不作为的代价。

自我剖析

你已经熟悉了不同类型的长期犹豫不决，那么你觉得自己符合哪些描述呢？你能指出生活中因为长期犹豫不决而没有做或无法做想做事情的例子吗？你如何看待这些经历？列出生活中目前感到陷入困境的一些方面。

总结

在本章中，我们向你介绍了长期犹豫不决、五种典型的回避决策的方式及六个主要潜在原因。我们展示了它们在现实生活中出现的各种案例。归根结底，长期犹豫不决是一种不做决定的倾向和习惯，最终让你陷入生活某些领域中的困境。就像预期性焦虑一样，它会产生回避。识别这些模式在生活中的运作方式将使你克服障碍，过上想要的生活。

在下一章中，我们将重点放在预期性焦虑的生物学起源上：大脑在出生时是如何为它做好准备的，以及大脑最终如何受困于触发警报反应的事物上。

第 3 章

焦虑的身体和
黏性思维的生理机制

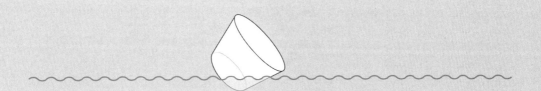

本章将解释预期性焦虑是如何开始的及促成它的生理和环境因素；也将解释杏仁核的作用，以及当面临明确的威胁时，大脑环路是如何引发战斗—逃跑—冻结反应的；还将介绍焦虑敏感性特征的遗传倾向和"黏性思维"（我们使用这个术语来表示陷入担忧和循环思维的倾向）的体验。此外，我们还将研究应激环境如何影响这些生理基础。

大脑如何产生预期性焦虑

我们刚出生时没有预期性焦虑。新生儿不知道应该回避什么事情，不知道会发生什么，也无法想象下一步会发生什么。但很快，随着一整套行为模式的建立，预期开始出现了。比如，当妈妈把我抱起来时，我就能马上喝到牛奶了。我们开始预测即将发生的事情。因为所有生物都需要具备避免真正危险的能力才能生存，因而我们发展了设想危险的能力。孩子的想象很快就会发展成可怕的人、东西或黑暗中的妖怪。当知道更多可能发生的坏事时，我们开始害怕陌生人、晚上睡觉和黑暗的地方。触摸一个发烫的锅，会形成一种感觉疼痛的记忆，所以我们避开锅、炉子，甚至厨房。随着更成熟的情感体验发展出来，我们学会了恐惧，并试图避免尴尬、愤怒、拒绝、羞耻、厌恶和犯错。

那些痛苦的、令人难以承受或不安的经历所形成的记忆，以及我们对可能危险的想象构建，被称为"触发事件"。它们在产生和维持预期性焦虑和大多数长期犹豫不决中发挥着重要作用。触发事件会以想法、图像、感受或躯体感觉的形式出现。在现实世界中看到或听到某些东西（电影、对话、提示）可以触发一段记忆（"我听到婴儿的哭声，想起曾对婴儿有过的可怕想法"），或者触发事件也可能会出现在睡前胡思乱想中（"我躺下时，突然注意到我的心跳"）。触发事件也可能是真实的东西，比如电梯、蜘蛛、错误的选择或需要做出的选择。此外，它也可能是完全只存在于头脑中的东西，比如闯入性思维或对从未发生过的事情的担忧。

从触发事件开始发生

预期性焦虑始于触发事件，然后令人不安的情绪快速蔓延。虽然这种感觉通常是焦虑或恐惧，但它也可能包括厌恶、愤怒、羞耻、遗憾、羞辱或任何其他恼人的、不可接受的或似乎无法忍受的情绪。

下图呈现了这种初始反应是如何发生的。

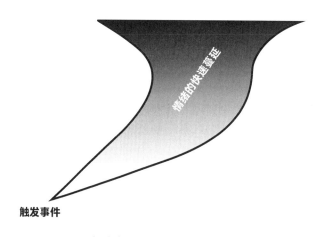

自动唤醒的情绪"蔓延"

触发事件会产生快速的情绪"蔓延"，最常见的是恐惧或焦虑，但也可能是任何难以忍受的不舒服或负面情绪。

划重点：触发事件可能是思维、图像、记忆或躯体感觉。

杏仁核的作用

大脑中引发这种情绪的部分被称为"杏仁核"，是边缘系统的一部分。可以将边缘系统视为大脑的感觉和反应部分（相对于大脑的思考部分，我们将很快提到；Rajmohan and Mohandas 2007）。

杏仁核（以及围绕它的某些大脑结构）被认为是大脑的警报中心。它具有进化学意义，当处于危险中时向你发出警报，让身心准备好应对威胁：这就是你应该已经听说过的战斗—逃跑—冻结反应。

杏仁核的一个重要特性是它并非大脑的思维结构。杏仁核通过形成的关联而不是通过理性的反驳、逻辑或反复验证来学习。当你阅读本书时，词汇和想法正在与大脑皮质而不是杏仁核交流。改变杏仁核和警报反应间的联系需要体验新的关联，然后一直练习，直到它们被很好地学会。这意味着你永远不能让自己摆脱情绪的蔓延，就像你无法让自己摆脱愤怒或饥饿的感觉一样。正如你无法通过阅读来学习新语言或通过阅读一本书来弹钢琴一样，改变预期性焦虑需要通过新体验来练习新的关联。

杏仁核无法评估、核实、确定概率或参与前额叶皮层的任何执行功能，前额叶皮层才是大脑的思考部分。杏仁核不会说"可能""几乎可以肯定"或"几乎不可能"，它只会说是或否。它不会拐弯抹角。这是可能性和概率的世界转化为二元警报系统的结果：警报要么关闭，要么打开。大脑的恐惧环路要么被激活，要么不被激活。

记住，杏仁核的进化学意义在于保护你不受威胁，帮助你生存和繁衍，将你的 DNA 传递给下一代。因此，杏仁核会在危险刚刚冒头时就发出警报：虚惊一场对生存并没有什么坏处。最坏的情况也不过是，你为战斗、逃跑或冻结做了不必要的准备。但是，如果杏仁核未能警告你真正的危险，那么结果可能是灾难性的。**换句话说，杏仁核的工作原则是，保证你现在不成为午餐，而不是马上找到午餐。**

顺理成章的是，杏仁核会发出很多假警报。实际上，大多数警报信号都是假的。在史前时代，警报可能仅仅针对躯体危险，例如被剑齿虎跟踪，而现在与焦虑相关的警报还可能是闯入性想法或感觉、被否定、被拒绝、失败或损失。幸运的是，可以学习一些方法来辨别错误的警报信号。我们将向你展示如何做到这一点。但是首先，让我们看一下整个过程。

激活杏仁核

每当你觉察到一个触发事件，它就会被大脑中一个叫做"丘脑"的部分接收到，丘脑是一种输入信息的中转站，然后它会立即将其传递到杏仁核。这种情况发生得非常快，不到1/5秒（比眨下眼还快！）。如此快速才能帮助你立即为任何危险做好准备。因此，从丘脑到杏仁核的路径是直接相连的，绕过了大脑的任何高级功能。这条直接路径覆盖的区域有时被称为"爬虫脑"。

克莱尔·维克斯（Claire Weekes）是一位开创性的神经科学家，也是许多自助书籍的作者，她使用"最初的恐惧"（Hoare 2019）这个术语来描述这种对触发事件的自动反应。理解大脑的原始部分不受意识控制是至关重要的。这个警报与意志力或动机无关，无论你多么努力，付出多大的意志力，都无法阻止这种情绪的蔓延。你也无法决定它是否发生。

下图展示了触发事件如何激活警报系统并由此产生警报反应的。

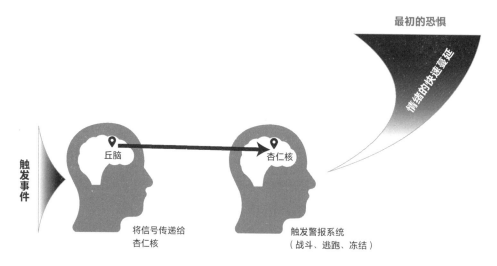

最初的恐惧：从诱发到情绪的快速蔓延

以下是自动警报和反应发生的具体示例：你开始过马路，注意到一辆汽车向你驶来，你立即向后跳到路边的安全位置。另一个例子：你走在街上，突然听到一声巨响，杏仁核当即发出警报，你会感到恐惧急速飙升，警报系统也会立即启动，准备好战斗、逃跑或冻结。

这两个例子有一个重要的区别。在第 1 个中，对警报的立即响应可能会挽救你的生命。这是由杏仁核触发的真正警报。但第 2 个例子不同，这可能是一个假警报，但你无法立即知道这声巨响是汽车回火发出的声音、鞭炮声，还是枪声？你应该逃跑、战斗，还是卧倒？或者只是忽略声音保持继续前进？如果只是无害的汽车回火声，那么杏仁核发出的就是假警报，但是应急反应会迫不及待地做出判断。毕竟，如果是枪声就必须立即采取行动。因此，无论警报是真是假，你都会立即感到情绪的快速蔓延。

幸运的是，大脑可以帮助你解决这个问题，但它只会在身体做出反应一两秒钟后才开始工作。我们会进一步解释这个过程。

通往杏仁核的两条路径

除了直接路径（通过爬虫脑）之外，还有第二条从丘脑到杏仁核的路径。这条路径会通过大脑更高级的思考部分（前额叶皮层），它不仅记录威胁的可能性，还会使用高阶思维（有时称为"执行"功能）来评估触发事件的性质和判断它是否代表真正的威胁（Garrido et al. 2012）。这条路径需要花费一些时间。

这意味着第二个信号（评估触发事件的那个信号）在第一个信号之后大约半秒钟才到达杏仁核。

让我们回到前面的例子：在第一种情况下，你注意到一辆车并跳到路边，**这发生在任何思考之前**。这是战斗—逃跑—冻结反应的反射部分。然后，在杏仁核第一次被触发后半秒钟，来自前额叶皮层的信息到达并说类似这样的话："这是正确的反应。如果你被撞，那辆车可能会要了你的命。"你可能仍会感到颤抖，心脏可能会因为短时间内肾上腺素激增而持续快速跳动，但你会开始变得没那么激动并逐渐平静下来。

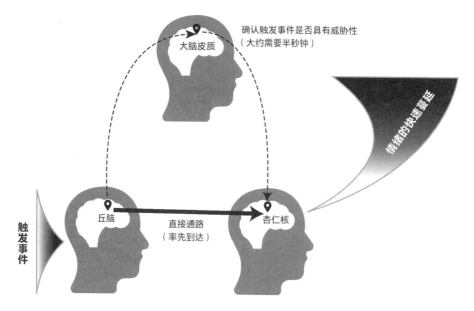

通往杏仁核的两条不同通路

在第 2 个例子中，前额叶皮层可能会判断警报是假的："那只是一辆汽车回火了；你没有危险。可以冷静下来了。"然而，来自前额叶皮层的信息也会产生许多其他问题——这是大脑产生焦虑的方式，让我们在安全时仍然感觉自己处于危险之中。让我们看看这是如何发生的。

能够被想法触发

在这两个例子中，假设在你安全回家后，前额叶皮层开始想象如果你没有注意到汽车可能会发生什么。它可能会想，"你可能已经被撞死了！如果你没有避开会发生什么？万一下次你没有注意到车怎么办？"这些想法会重新激活杏仁核，你会再次开始感到惊慌。然而，这一次，触发警报的是想法，即你自己活跃的想象。如果你合理地对待这些想法，你可能会在过马路时变得更加谨慎。

但是，如果你把它们看得太认真，让想象劫持了你，你可能会变得非常害怕过马路，以至于开始回避这么做。**你会对过马路产生预期性焦虑！**我们可以用下面的方式来描述它。

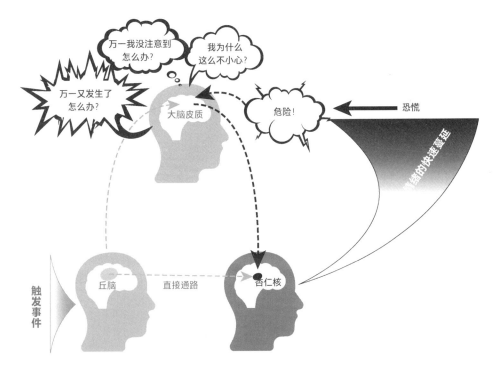

前额叶皮层产生预期性焦虑

现在，让我们看第 2 个例子——你听到的巨响。声音会迅速激活反应，你会感到被唤起情绪的急速飙升。紧接着半秒钟后，你得到了"一切都清楚了，它只是汽车回火的声音"这一信号。你会开始放松，一两分钟后，就好像什么都未发生过一样。

然而，假设前额叶皮层无法确定声音的来源到底是什么，也许是枪声！思维大脑就会告诉你，"生命可能受到威胁，快躲起来，你随时可能受伤。"这一次，杏仁核会继续拉响警报，你会全身心投入战斗—逃跑—冻结反应；你可能会逃跑、躲藏，甚至惊恐发作。即使你可能从未真正处于危险之中，但依然感到害怕。当下次还要走这条街时，这种经历可能会困扰你，恐慌的记忆会重新触发警报。

核心信息是：爬虫脑是首先将触发信号传递到杏仁核的大脑通路，没有思考，没有评估，没有拐弯抹角，也没有意志力参与。它是大脑中的一个自动环路，你无法控制这第一次被唤起情绪的快速蔓延。然而，从那时起，如果前额叶皮层确定存在或可能持续存在危险，**无论是否合理**，杏仁核将继续发出警报。

当"万一"思维被想象、记忆、情绪和对预期性焦虑的敏感性组合所激发时，就会触发警报系统。一般来说，心理图像比心理语言更能引发焦虑（Freeston et al. 1996）。

下图说明了假设性想法、记忆或图像是如何充当触发器的。

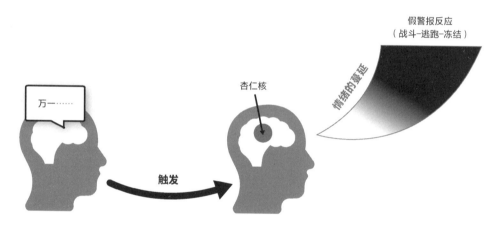

假设思维诱发的应激反应

> **划重点**："万一"思维如外部危险一样可以触发警报系统。

恐惧和焦虑不是一回事

确实影响幸福生活的外部威胁的反应被称为"恐惧"（"我看到一头山狮就得逃走。我很害怕。"）。如果威胁是内在的，即警报是由想象或记忆触发的，那是一种虚假警报，我们称这种反应为"焦虑"（"万一我失控出丑怎么办？我很焦虑。"）。两种感觉表面看来可能是相同的，**但当焦虑时，你并不处于危险之中**。

　　这就是为什么说焦虑是个骗子，以及预期性焦虑是焦虑中最棘手的部分。即使足够安全的时候，它可能还会让你觉得自己处于危险之中。这也是为什么预期性焦虑会引发如此强烈的回避。你感觉在避免危险，但实际上你在避免不舒服、不愉快或似乎不堪忍受的情绪。

　　虚假警报引起的躯体唤醒的感觉是身体的自然应急反应系统。它们绝不危险。尽管如此，一些人仍然错误地认为，心跳加速和报警反应导致的呼吸变化在某种程度上是有害的。这是不正确的。如果战斗—逃跑—冻结的应急反应是危险的（事实上并非如此！），这会是身体进化过程中的一个巨大设计缺陷！警报系统对外部存在的躯体威胁发出错误的危险信号，而你却像对真实的危险一样做出反应。

　　因此，让你克服焦虑的大部分方法都建立在这样一种认识之上，即没有必要避免任何情绪或想法，即使是令人痛苦的情绪或想法。可能你确信某些情绪体验是危险的，可能你会觉得无法忍受、失去"一切"或者崩溃。认为痛苦的感觉或想法是很危险的错误信念，通常源于过去的经历，因此需要你去理解、解决、挑战和纠正。

> **划重点**：认为想法和感觉本身是危险的信念是错误信念。

影响预期性焦虑的生理因素

　　很多因素决定了对假警报的个体化反应。让我们开始梳理一下影响预期性焦虑体验的一些生理因素。

焦虑敏感性

　　在第 1 章中，我们介绍过有一些类型的预期性焦虑源于对某些躯体感觉或感受的过度恐惧。心理学家称这种特质为"焦虑敏感性"，这是一种经研究确定的遗传倾向。焦虑敏感性包括害怕躯体正常唤醒感觉的特征、焦虑的心理和情绪体验。简单地说，就是害怕恐惧。它是一种固有特质，通常伴随着回避产生焦虑的情境和担心变得焦虑的倾向。因此，它产生了一种增加预期性焦虑的倾向。它会在家族中通过生物遗传和在成长过程中通过接收关于外界风险和危险信息的方式进行传递。

值得注意的是，尽管焦虑敏感性是通过遗传和学习来传递的，但通过新的学习和适当的治疗，它可以发生实质性的改变。一旦了解了焦虑敏感性的工作原理，通往康复的道路就会显露出来。事实上，从预期性焦虑中康复的一个可靠指标是焦虑敏感性的降低（Helbig-Lang et al. 2012）。这是我们在这里讨论这些细节的原因。

下图显示了对危险感觉的误解如何持续触发报警系统，解释了焦虑敏感性高的人的神经机制，以及他们为何长期恐惧与焦虑唤醒有关的所有感觉。这会导致由恐惧感引发的预期性焦虑的增加。

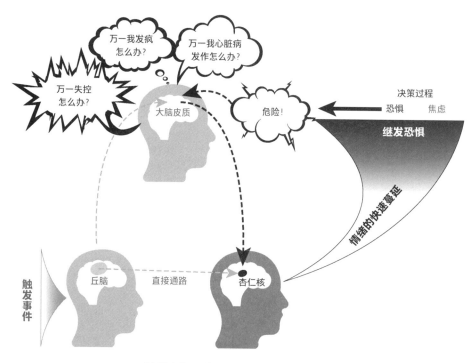

继发恐惧：焦虑敏感性的神经学阐释

在这幅插图中，我们将情绪的快速蔓延称为"继发恐惧"（Weekes 1969），因为它是由你对躯体感觉的可怕解读造成的，即你觉得无法忍受，甚至无法生存的信念。

黏性思维

另一个影响预期性焦虑和长期犹豫不决的生理因素是被称为"黏性思维"的生物学现象。

我们使用"黏性思维"这个词来描述以下的个体特质：经历重复的循环思维，陷入担忧的沼泽，具有快速想象灾难性画面和想法的天赋，以及头脑中的无益信号不是简单地一闪而过，而是显著和持久的。由于它有家族化的倾向，如果父母、祖父母、兄弟姐妹等亲属存在黏性思维，那么你便更有可能遭遇这种情况。但黏性思维并不是精神疾病的征兆，也不是你有"问题"的迹象：它只是一种特征，一旦理解了，仍旧可以将之融入进自己充实而有意义的生活中。

前扣带回皮层是一种微小的大脑结构，它是前额叶皮层和杏仁核之间的桥梁。这一部分大脑结构似乎会触发具有黏性倾向者的独特、循环、重复的担忧反应（Straube et al. 2009）。

黏性往往会使想法看起来很重要，尽管实际上它们并不重要。在思维进行内部运作时，黏性思维也会要求你保持关注和回应，而其实此时并不需要做任何回应。归根结底，与黏性思维和平共处的最有效方法是改变你与头脑的关系。这意味着采取更广阔的视野、更平和的观点，退后一步，保持好奇和幽默的态度，而不是评判、警觉和紧迫的态度。你将学习如何识别黏性思维，给它们贴上标签，并意识到它们不是紧急情况、警告或信号。

黏性思维在产生预期性焦虑和影响长期犹豫不决方面起着重要作用。当过于认真地对待黏性的想法时，你会不愿承担任何风险，并倾向于避免引发担忧或焦虑的体验。结果是，焦虑的回避部分（预期性焦虑）浮出水面，无论事情大小，做出决定都会变得费力。这种进退两难的感觉会导致生活受限、滋生危机感、削弱意志、挫败行动，以及引发深重的痛苦。

黏性思维是一种持久的特征，但一旦被了解，就会找到自己合适的位置，丧失令人痛苦的能力。

压力如何影响预期性焦虑

压力与预期性焦虑和长期犹豫不决之间存在复杂的关系。一般来说，如果你正在经历压力，这会增加你感到的焦虑症状的强度，也会增加想法和感觉成为触发因素并引发错误警报的可能性。躯体的压力反应反过来会增加紧迫感，引起身体紧张，改变呼吸方式，干扰专注力和注意力。当处于压力状态时，你可能会有更强烈的回避冲动，并且做决定一定也会更困难。

但是，仍需强调的一点是，压力不会直接引起预期性焦虑。即使你能以某种方式将压力降低到零（虽然事实上是不可能的），但你仍然会很难做出决定并有对回避的强烈渴望。回避压力不是克服预期性焦虑的答案。事实上，它成了另一种形式的逃避，破坏了你在面对挑战时灵活应对和建立信心的机会。再次重申：虽然所有形式的焦虑都会由压力加重，但它们不是由压力引起的。

回避压力通常是因为无法摆脱激发焦虑的活动或选择，而做出的徒劳的合理化工作。焦虑唤醒本身不是压力，不是危险，也不需要回避。回避预期性焦虑不是压力管理。花时间和精力去理解想象是如何被劫持的，学习一种新的态度来应对焦虑唤醒，并与焦虑发展一种新的关系才是前进的方向。

划重点：回避预期性焦虑不是压力管理。

此外，当你处于压力之下时，思维的黏性也会增加。当你疲倦、感冒、处于经前期或宿醉时，思维可能会更具黏性。当你非常饿、孤独、对某事生气或因工作太多而睡眠不足时，思维黏性也会变得更强。有时，你并不知道为什么有些日子比其他日子思维更具黏性。但不管是什么原因，黏性的想法会重复、徘徊并不断出现，逐渐变得更真实、重要、紧迫及需要关注。这当然是一种错觉，但它会增加消除预期性焦虑的难度，剥夺你做决定的信心。

知道在特定时候会更加敏感可以帮助你了解正在发生的事情，记住感受到的危险被夸大了，以及不能仅仅因为感受和想法是如此强烈、挥之不去、明显和黏性，就把它当作是事实或准确的预测。

现实生活中的事件如何影响预期性焦虑

生活中的经历和通过媒体或与他人的对话而了解到的事件，可能会增加你对假设性想法的反应，使你更加执着于怀疑和担忧，感觉自己更脆弱，并迟疑做决定。一个危机、持续的苦难或不幸会在一段时间内增加敏感度。当安全性或可预测性的幻想破灭时，一切似乎都变得更加危险。当你面对疾病、失业、贫困或歧视，即当你失去真正的安全感时，感到更加不确定并担心真实或想象的危机也是正常的。

在现实世界的压力下，不让自己被想象所劫持，更加专注于实际情况更为重要。媒体对少见但极具戏剧性的事件的报道，例如恐怖袭击或桥梁倒塌，在你评估自身安全状况中所占的比重太大。听说别人心脏病发作或者遇到不寻常的情况或负面结果并不会改变自己的真实情况，但如果你有黏性思维，就会倾向于将这些事件作为新的担忧。

价值观和预期性焦虑

预期性焦虑的强度和做决定的困难程度受到这个行动或选择对你的重要性影响。如果一件事的结果对你来说不是那么重要，你就不太会对发生坏事产生幻想，也不太会担心后悔。你对选择带来的影响的态度越随意，就越不会为做出选择而苦恼。

但如果某件事对你来说变得更有价值或很重要，预期性焦虑也会增加。个人风险越高，思维会变得更具黏性，焦虑也越多。例如，在面试一直期待的职位之前，你会产生很强的预期性焦虑，但如果你有其他工作机会或没那么想要这份工作，那预期性焦虑就会少得多。如果慷慨对你来说是一个重要的价值观，那么决定向特定慈善机构捐赠多少钱可能会很难，甚至会出现回避，而关于其他支出的决定可能相对容易。再比如，如果因为善良是你一直珍视的价值观而无法接受对他人造成任何形式的伤害，那么与弱势群体或与你负责管理的人之间的互动，可能会比你与其他人的打交道引起更多的预期性焦虑。

自我剖析

你现在知道，预期性焦虑的某些部分是不受意识控制的大脑自动加工过程，而其他部分更容易改变。选择一个你会产生预期性焦虑的情境，尝试确定该过程的两个部分：什么是你无法控制的，什么是你可以控制的。

评估自己的焦虑敏感程度。焦虑敏感性指数（anxiety sensitivity index, ASI）是一种被用来测量焦虑敏感性的工具，包括以下条目：当心脏快速跳动时，我会感到害怕。当感到胸口紧绷时，我害怕自己无法正常呼吸。当无法清晰地思考时，我会担心我有什么问题。其他条目围绕着对尴尬的恐惧、心律不齐或胸口疼痛时的恐惧感、担心在别人面前出汗或脸红，以及害怕发疯。你焦虑敏感的恐惧对象是什么？

记下生活中思维变得黏性的时刻，看看你是否能发现一种固定的模式。

总结

我们已经看到大脑的正常恐惧环路如何从思维、感觉、记忆和想象中臆造出不合理的危险感觉。我们还解释了焦虑敏感性和黏性思维的特征，强调了两者都会增加预期性焦虑和长期犹豫不决的体验。此外，本章还讨论了增加焦虑的环境压力。

在下一章中，我们将探讨回避所扮演的重要角色。回避是对迫在眉睫的危险自然产生的一种保护性行为反应，但当它是对担忧、负面情绪或似乎无法忍受的感觉的反应，而不是实际危险时，它会适得其反并激发更多的预期性焦虑。

第 4 章

回避：预期性焦虑和长期犹豫不决如何让人陷入困境

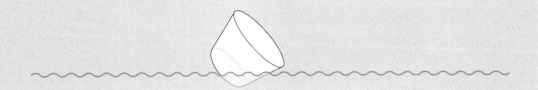

在第1章和第2章中，我们将预期性焦虑定义为焦虑的回避等级，将长期犹豫不决定义为一种不选择、避免做出决定并维持现状的习惯。预期性焦虑会通过引导你聚焦于可能发生的负面事情，通常是对事件的灾难性预测，来进一步强化回避动机。在本章中，我们将解释为什么回避是产生、维持和增强预期性焦虑的强大引擎。简而言之，灾难性的预测会导致无能为力的焦虑感和强烈的回避意愿，从而使自己免受焦虑、其他不舒服、不愉快的情绪体验、躯体感受或思维的影响。因此，停止回避是你获得渴望的自由的重要步骤。你还会学习回避的各种表现形式，包括那些难以察觉的回避方式。这些都是必要的，因为你需要了解你是如何进行回避的，以便学习如何做出不同的反应。

由于回避在激发和维持预期性焦虑和长期犹豫不决方面起着如此重要的作用，我们将探讨回避成为生活一部分的多种途径。回避分很多种，从自己和他人都很容易发现的到表现隐晦而难以被发现的。归根结底，无论你回避的具体类型是什么，是通过行为回避（做或不做的事情），还是体验回避（焦虑出现时的想法或感觉），确定你如何回避是康复的第一步。

行为回避

行为回避是指以行动或不行动的方式进行的回避，通常可以被他人察觉，如延迟决定或拒绝做出选择。它可以是经过深思熟虑和有计划的，例如取消约会、拒绝挑战、在小路上行驶以避开高速公路或限行路段，或者过桥时让其他人开车。它也可以更隐晦，比如叫上一个朋友一起，这样你就不会那么焦虑；回避和孩子独处以避免恼人的想法；或者，只预订过道座位，如果你开始感到害怕，就可以快速而不引人注目地离开。

或者，它也可能是快速且下意识的，因此你不能很快觉察到其回避功能，感觉就像你通常应对压力的方式、习惯或办事风格。例如，每天晚上忙到无法查看约会软件，开着电视睡觉以免陷入幻想之中，或者永远不离开手机。心理学家称这些行为为"安全行为"。但是，行为回避就是让自己远离这些经历的一种方式。

体验回避

体验回避包括主动集中注意力或重新集中注意力，以远离一些不想要的体验。这意味着努力摆脱目前的想法、感受和躯体感觉。体验回避可以有意识地进行，也可以在没有意识的情况下自动发生。

有时，体验回避只是简单地分散注意力。这可能是显而易见的，比如把注意力转移到其他像哼曲子或倾听背景音乐的事上。或者，它可以表现得更隐晦，比如通过专注于呼吸来避免感到愤怒或改变让你感觉不舒服的谈话。有时，它还会表现为自我封闭、沉默、无聊、"无所事事"、睡太多、走神或退缩的形式。而有的时候，它可能呈现不同的形式——打架、发脾气或就其他事情与人争吵。

体验回避的另一种形式则主要针对伴随警报而来的紧迫感。如果是虚惊一场，紧迫感就是假警报，对你产生的影响也应该被忽略。然而，如果确实需要做出决定，那么忽略紧迫感很可能给你带来麻烦。试图消除紧迫感的努力在长期犹豫不决中尤为明显，表现为否认、合理化或"顺理成章的遗忘"。

如果你告诉自己眼下的情况没那么紧急，就可以暂时消除必须面对决定的压力。但是，当这种处理选择的方式成为一种习惯时，就会助长预期性焦虑和长期犹豫不决。回避压力暂时消除了困扰，但强化了用这种方式推迟决定的行为（我们将在本章后续内容中更详细地讨论这一点）。对紧迫感的体验回避往往与行为回避相结合，导致拖延延迟、丧失机会、陷入困境。

值得强调的是：最常见和最难察觉的体验回避形式极度隐晦，即**用想法代替感受**。积极的认知活动会覆盖各种负面情绪的直接体验，包括焦虑、厌恶、羞耻、悲伤、不确定及痛苦感觉。这时，想法可能会变得迅速而"嘈杂"，并起到"挤压"不愉快情绪的作用。

划重点：用想法代替感受是一种回避。

在第 1 章中，我们指出担忧有两个独立的组成部分：一个是以最初的担忧想法（通常以"万一发生不好的事情怎么办？"）的形式出现，另一个是试图减少由最初的想法引发焦虑的想法。我们指出，担忧的假设部分是预期性焦虑，而试图消除焦虑的部分通常包括理性辩论、计划、分析或"应对"（实际上就是体验回避）。当担忧的第二部分不断重复、循环时，就成为了"思维反刍"。

你可能一直在经历这些重复的思维反刍，即通过用思维代替感受来解决无法解决的问题或回答无法回答的问题。这是通常情况下难以觉察的一种用来阻止不确定性、怀疑和"万一"思维的假设所带来的不舒服感受的方法。反刍思维可能看起来只是担忧的一部分，但是如果你仔细观察它，就会发现第二部分实际上是有意为之和有迹可循的。一旦你理解了它，就可以改变。

这乍一看有违常识，但一旦记得担忧是由两个截然不同的部分组成，就能了解为什么用思考代替感受会适得其反。这里有一个简单的例子：我邀请别人一起出去玩，万一被拒绝怎么办（焦虑自动上升）？那你总能找到别人，对吗（焦虑慢慢降低）？就算是这样，万一我找不到其他人呢？那我将永远孤独（焦虑自动上升）。别担心，总会有人出现的（焦虑慢慢降低）。你也不能保证一定是这样吧（焦虑又上升了）。

这就是为何担忧如此千变万化。担忧虽然可以通过触发警报系统增加焦虑，但也能通过增加前额叶皮层活动来**减少**焦虑，随即冷却产生警报反应的系统。当大脑参与思考、计划和分析时，即前额叶皮层活动参与的功能，恐惧回路中的活动也同时减少（Arco and Mora 2009; Wu et al. 2019）。这意味着担忧的第二部分——试图找到解决"万一"的办法，实际上降低了边缘系统（触发警报响应的大脑环路）活动的强度，从而减少了焦虑的体验。因此，担忧的思维反刍过程也起着回避的作用。

> **划重点**：担忧会在一个连续的循环中增加和减少焦虑的唤起。

体验回避的另一种形式是用不同的负面情绪代替焦虑。这通常是一种自动反应，一般由焦虑的想法或画面引发的情绪瞬间立即被愤怒、自卑，甚至悲伤的情绪所取代。

一名患者听到小女儿在操场上摔倒的消息后变得焦虑。他脑海中顿时闪现出女儿受重伤的画面，但实际上女儿很快就可以自如地活动。他发现自己对负责照看孩子的那位家长很生气，然后开始责备自己没有事先对那位家长和操场的安全措施进行调查。尽管他也承认自己的反应过激了，但仍感到被欺骗和误导了。这些感受让他远离了焦虑的直接体验，即使只是一闪而过。

如果你忍受愤怒胜过忍受焦虑的话，你可能会习惯性地感到烦躁、沮丧或愤怒，而不是焦虑。对于其他人来说，这种即时转换的情绪可能是自我批评式的羞耻、绝望或失败感。这些替代性的感受不会让人感觉舒服，但它们确实达到了回避体验的目的，也强化了产生预期性焦虑的倾向。

最后，如果你使用习惯性的回避行为作为应对焦虑的手段，你可能早就意识到它们效果堪忧。事实上，所有的回避最终都会**增加**焦虑，所以你的努力会弄巧成拙。了解这个关于预期性焦虑的基本事实将帮助你找到更有成效的方向。

以下是行为和体验回避策略的部分列表。当你阅读这些策略时，也请回想一下在日常生活中的行为是否也符合其中的一些条目。请记住，这些只是具有代表性的示例，一定不可能巨细无遗。最后，记住任何使自己远离焦虑情绪的方式都可被视为是一种回避。

完全行为回避：
- 不去做
- 推迟做
- 不参加
- 让别人去做
- 让别人决定或选择

部分行为回避：
- 缩短体验
- 忽略一些部分
- 回避高峰时间或拥挤的电梯，对愿意前往的高度设限
- 只在有同伴陪同、带着手机或服用安定类药物的情况下出门
- 只用短信与别人保持联系

- 始终保留"逃跑"选项
- 坚持回避可能的触发物
- 过程中听音乐
- 故意做一些分散注意力的活动

认知仪式：

- 穿最合适的衣服
- 用"对的"脚走进电梯
- 重复安慰话语，例如"上帝是仁慈的，上帝不会伤害我"
- 提醒自己可以随时服用镇静药物
- 每当感到焦虑时反复想"这只是焦虑，我会没事的"
- 反复查阅利弊清单

无效的应对方法（安全行为）：

- 想象可以请谁来帮忙
- 总是带水、宠物和手机"以防万一"
- 考虑以后再清洗、整理或修理
- 买齐一切并同时计划之后退掉几乎所有商品
- 决定稍后再做决定
- 在地图上标出安全地点或人员"以防万一"
- 反复提醒自己发生灾难的可能性有多小

体验回避：

- 专注于呼吸以避免生气
- 戴太阳镜假装没有人可以看到
- 默数直到结束
- 小睡一下，直到准备好
- 在手机上玩游戏以分散注意力
- 幻想此刻在其他地方
- 一直想着怎么离开
- 对担忧想法中的"万一"进行思维反刍
- 当焦虑被触发时会生气

接下来，我们将探讨为什么回避，尤其是担忧的第二部分（合理化、自我安慰、分析、反省、问题解决）不能作为预期性焦虑的解决方案。从表面上看，它似乎解决了焦虑，但实际上会加剧焦虑。

回避如何强化预期性焦虑和长期犹豫不决

首先，我们将研究回避如何充当负强化，进一步加剧预期性焦虑。然后，我们将解释回避如何导致失去实践、求证和掌控的机会，所有这些都会维持预期性焦虑和长期犹豫不决。

负强化

负强化不是字面的意思，与惩罚无关，也完全不同。

心理学家使用"强化"一词来表示某种行为反应的增加。大多数时候，我们将强化视作是一种奖励。狗坐下，你说"做得很好"，抚摸它，给它喂食。你正在训练狗服从指令。"做得很好"、抚摸和喂食都是奖励，用心理学家的话来说就是"正强化"。

正强化是在一个行为之后给予一些积极的东西，以使该行为更频繁。**负强化是在一个行为之后移除一些消极的东西，这也会使该行为更频繁。**核心概念是减少痛苦或不适（如焦虑）等同于增加快乐。

下面是一些负强化的例子。假设你头痛得厉害，吃了一片阿司匹林后不再痛了，下次再头痛时，你很可能会再吃那种阿司匹林。痛苦减轻了，这就是负强化。服用阿司匹林是一种被负强化的行为。

接下来是负强化的其他例子。

你睡得正香，闹钟突然响了。那声音很烦人，所以你起床关掉了它。恼人的声音被消除，起床关闹钟的行为得到了强化。

你正在开车，突然开始下雨了。你很难透过湿漉漉的挡风玻璃看清道路。你打开了挡风玻璃的雨刮器，视野变清晰了，刚刚的恼人情绪消失了。不快情绪的减少负强化了开雨刮器的行为。负强化，就像正强化一样，是我们学习行为的一种方式。

　　有时，心理学家使用术语"附加强化"来表示正强化，使用"消除强化"来表示负强化。这些术语使概念更容易记住。

回避负强化预期性焦虑

　　回避的意愿如此强烈，是因为它能让你几乎立即从焦虑情绪中解脱出来。不幸的是，这种缓解是暂时的，因为焦虑的减少会负强化紧随其后的预期性焦虑。你肯定已经注意到，回避会增强预期性焦虑，并削弱自身能力。

　　下图显示了回避和负强化如何结合在一起，让预期性焦虑持续下去。

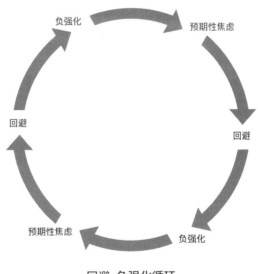

回避-负强化循环

　　负强化，就像任何强化一样，增强了接受强化的任何事件的频率、强度及持续性。这就是为什么回避作为一种负强化是如此强大：它使"万一"思维更有可能再次出现，增加了随之而来感受的强度和持久性。

回避阻碍了新的学习

回避让你无法检验"万一"思维和想象中的灾难。它消除了你认识到预期性焦虑可能是对即将发生事件不准确预测的可能性。换句话说，回避剥夺了你发现自己不必回避的机会！然而，你可能会把生存或至少是解脱归功于逃避（"没有镇静药物、你的支持、退出计划或缩短的时间，我不可能做到"）。因此，你永远也不会发现自己面对的其实是一只纸老虎，还一直受它蒙骗。

当回避一段令你害怕的经历时，你就失去了发现自己可以去处理那一通电话、乘坐公交车，或者认识到害怕的事情实际上并不那么糟糕的机会。你永远不会发现，当做出一个选择后，你会忘记还有其他的选择，或者你能以比想象中更强大、聪明、有能力、灵活的方式应对犯下的错误。你永远不会发现其实不需要有人陪伴，在没有手机的情况下你也可以生存下来。**你永远没有机会掌握这种经验。**你也永远不会看到自己随机应变、学到新东西和在后悔、尴尬或被拒绝时从容应对。你也永远无法建立自信。

事实上，如果没有新的经历来打破对自己的假设，你就只能依赖记忆和想象，并一直陷在困境。大脑的运行也一直遵循所有陈旧的模式。**避免回避是成长的方式。**

划重点：回避会剥夺掌控感，并对焦虑产生负强化。

自我剖析

如果你无法前行，无法克服恐惧，获得对在生活中做出决定的能力的信心，这正是某种形式的逃避在加剧你的痛苦。试着在生活中找出行为和体验回避的模式，有时表现可能不是那么明显，但只有知晓自己的问题，才能使运用本书后续内容中疗愈性的步骤成为可能。

总结

在这一章中，我们深入探究了回避是如何让你焦虑并陷入困境的，解释了当大脑对触发事件做出反应并产生回避时会发生什么，描述了行为回避和体验回避的两种表现形式——明显的和隐藏的，也阐述了回避如何发挥负强化功能及阻碍新学习的过程。

在下一章中，我们将阐述焦虑思维如何造成现实扭曲、劫持想象、夸大危险感并打乱判断力的。

第 5 章

被想象劫持

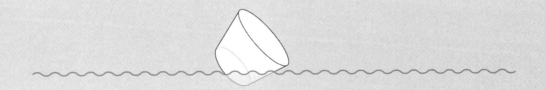

过去17年来，我（Seif博士）主持了美国最大的机场沉浸式飞行恐惧干预项目。成员会在机场碰面，在静止的飞机上练习，当为期6周的项目结束时，大家会按计划登上从纽约飞往波士顿的航班。参加这个项目的成员都惧怕飞行。他们中有些人已经近20年没有坐过飞机；有些甚至从来都没有坐过；有些曾制定了旅行计划，甚至登上了飞机，但最后还是在飞机起飞的前一秒惊恐至极而仓皇逃离；其余的大多数都曾无数次地取消航班。有些人也因此失去工作机会，甚至无法探望住在其他城市或大洋彼岸的亲人。

他们中的每一个人都曾有相同的担忧。这种担忧非常典型，即"一旦登上飞机，就再无回旋可能。当感到惊恐、飞机坠毁或遭遇可怕的气流时，根本无路可逃。人就这样被困在天空中的一个金属机舱里，这种想法令人恐惧到根本不能坐飞机"。

我们发现他们中大多数人对自己在飞机上会有的反应预测都是错误的，与预感完全不符，几乎所有勇敢登上航班的人都很顺利地飞完了整个航程。预期性焦虑产生的预测只是一种幻觉。

事实上，这些害怕飞行的人只是被想象所误导，并成为预期性焦虑的受害者。接下来让我们看看为什么会发生这种情况。

焦虑思维导致常识"短路"

当人们感到焦虑时，非常容易被头脑中的画面所禁锢，因而丧失原有的常识判断力。这是因为焦虑会改变意识并使之处于警觉状态，这种状态被称为"焦虑思维"。焦虑思维是大脑神经警报系统对想象中的危险做出的有意识反应。因为人类的大脑生来是为了应对危险，当自主神经系统被唤醒，身体会本能地启动生存模式：假设自身一直处于危险中，直至警报解除。这一模式会限制我们对现实的注意力，以确保对危险保持足够的警惕。

正因如此，焦虑思维的运行规则不同于"常规"思维。当应对预期性焦虑和面临选择压力时的"做不到"，并不是平时理解的"做不到"。置身警觉状态很容易令人无视或者怀疑自身的判断力。但是，一旦了解了焦虑思维是如何改变判断力的，自然就能成功找回并使用它。

焦虑思维很难被克服主要有以下六个原因。这些原因也解释了为什么人们更倾向于相信由过度活跃的想象所提供的"应该关注的事实"。

焦虑思维选择性地预测灾难。焦虑思维包括想象和预测灾难性结果（Seif and Winston 2014）。焦虑思维让我们看待事物陷入灾难化、极端糟糕的视角，只关注风险而非可能的回报。即使有一千种结果可选择，也明知大部分结果是良性的，但你因为焦虑依旧会为了那一两个不确定且甚至都不一定出现的糟糕结果大费周折。这与努力克服预期性焦虑、做决定时忧心忡忡的你如出一辙。

一想到前任可能会出现在那个家庭聚会，就担心有人会令你难堪，或者担心自己可能惊恐发作当众出丑，于是你告诫自己不能去。这就是一种灾难化视角。而不停地取消医生为了诊断胃痛开出的磁共振扫描（magnetic resonance imaging, MRI）预约单的行为也是灾难化视角的一种表现。或许，有部分原因是你担心无法忍受被封闭在MRI扫描仪中而中途停止检查，但最主要的还是害怕医生最后诊断出某种致命的疾病。

一般脑海里浮现的极端糟糕事件虽然有可能真实发生，但概率极低。然而，焦虑思维的负向选择偏向却让这种概率感觉很高。尤其，随着不断的想象，大脑自主神经系统被唤起产生过激反应。

处在非焦虑状态的人会承认并接受世事没有绝对保障，绝大多数事情最终可能会好起来，即使没有好转，也能处理好。但焦虑的头脑幻化出的那些生动的灾难画面更有吸引力，让你对所有的其他可能选择性失明。

焦虑思维会加剧风险感。但凡行动皆有风险，我们能做的只是在风险与可能的收益间暗自权衡。比如，出门散步，有可能被车撞或不慎跌倒摔断腿。但你依然会去散步，因为你知道散步途中发生这些事情的概率非常低，所以无须理会。事实上，大多时候人们对于每天所做的琐事几乎想不起要做风险评估，因为这些风险已经被认定是可以低到忽略不计的。

在非焦虑状态下，行为的风险评估是根据坏事发生的可能性（概率）和一旦发生有多糟糕（代价）的自然组合结果而定的。

但是，焦虑思维改变了这一点。它倾向于只关注代价，而忽略概率。还是上面的例子，假设你正打算出门散步，突然听到新闻说，一辆失控的汽车冲入人行道撞伤了一个人，事故地点就在隔壁街区。你一阵心悸："天哪，我差点就去那里！受伤或死亡的人没准就是我！"此刻的焦虑思维会让你意识到散步很危险。你根本无暇顾及什么概率，满眼只有代价："如果我在那里会怎样？万一我被撞倒了呢？要是直接被撞死了怎么办？"想到这些，你出门散步的念想顷刻灰飞烟灭。

那么焦虑状态又会如何左右我们对一些闯入的奇怪想法的反应呢？这次用站在阳台上来举例说明。其实，大多数人在某一刻都曾有"从阳台上跳下去或跌落下去"的闯入性思维经历。这个闪念划过无痕是因为这个想法被认为是愚蠢和不值一提的。继续待在阳台上没有丝毫的风险，但这一闪念对一个总是焦虑心理健康并时刻保持警觉的人而言，就另当别论了。它如同一个拉响的警铃，让人瞬间感到危险逼近——应该赶紧逃回屋里。

由此看来，风险评估真的是人类的一个短板。其实，参与的频率才是评估一项活动风险程度的最重要因素！频繁的暴露会降低我们对风险的感受。有调查报告显示，那些从事高危工作的人在工作一段时间后，感到他们在工作时是安全的。这就是为什么当你思量什么安全、什么不安全、该选择什么、什么要避免等问题时，"相信你的直觉"并不是一个非常有帮助或可靠的建议。

｜划重点："相信你的直觉"并不能很可靠地帮助你判断是否真的安全。

焦虑思维突出选择性记忆。曾经有一位害怕公开演讲的 58 岁女性患者，她主诉突然对演讲感到强烈的焦虑，完全感受不到以往的轻松，并描述了最近两次演讲中这种糟糕的经历。经过治疗，患者在成功完成了一次焦虑水平相对较低的演讲后，她过去 40 年里轻松驾驭无数次演讲的记忆也被同时激活！

这种现象并不少见。患者最初只是对自己曾拥有的正常功能无法感知，随着治疗的深入，进入康复期的他们就会突然想起以往那些积极的人际互动、果断出色地完成任务、轻松自如地融入周边环境等生活点滴。但那些与强烈的预期性焦虑、犹豫不决交手屡战屡败的人却不这么认为，他们往往认为是自己的"吸糟体质"导致这些问题频出，而这显然是错误的。

　　我们现在明白，记忆无法像录影机那样一帧一帧准确记录过往。事实上，记忆是健忘且主动修正的。也许，你有过这样的经历，一个非常确信的记忆后来发现居然是错误的、扭曲的，甚至与别人的版本完全不同。心理学家发现，比起低情绪感受的事件，那些情绪高涨的经历更能鲜活地留在记忆中（Kensinger 2009）。这就是为什么焦虑思维会抹掉曾经成功的经历或感受平平的记忆，只让你重温错误、失败、丧失和尴尬来使你相信即将面对的事情将与那些记忆一样令人痛苦。

　　心理学家还发现了蔡格尼克记忆效应（Zeigarnik effect）（Koffka 1935），即人们对未完成或中断任务的记忆比那些从清单上划掉的已完成任务要更详细。一件令人想回避或陷入困境无法继续的事件，被称为未完成的任务。它会将尝试过程中所付出努力时的焦虑和犹豫不决保留在记忆中。因此，那些在任务过程中各种试图放弃的痛苦挣扎会被更详尽地记住，而完成任务这一结果反而容易被遗忘。

　　焦虑思维将谬想当成警报。在上一本书（Winston and Seif 2017）中，我们谈到了关于想法的种种误解和谬见。对那些能促发预期性焦虑和长期犹豫不决的谬见摘录如下。

　　谬见一：持续的想法能催化事情的发生。这完全颠覆了对想法的基本认知。心理学家将其称为"想法 = 行动"（Amir et al. 2001；Salkovskis 1985）或"魔法思维"（magical thinking）。事实上，想法不是一件事要发生的信号。同理，想法也不是对一个可怕事件的预测或警告。想法不能警示飞机失事、车祸或自然灾害。自然，想法更不能使行动或事件发生。它们不会改变现实世界中事件发生的可能性。它们无力移动物体，更别提伤人了。

　　谬见二：持续的想法能阻止某些事情的发生。这与第一种谬见完全相反。举例来说，有些人会用担心表达自己对他人的保护或忠诚，但这种想法无法阻止现实世界中某些事情发生的可能性。担心某人只是让你感觉你在做一些事情来保护他们，实际上你在不断强化自己的担忧脑回路。因此，停止用想法来掌控事件并非不负责任或没有爱心。

谬见三：每个想法都值得思考。就像有线电视一样，我们头脑中也同时有许多不同的思维频道。大脑根本不可能把每一个想法都弄清楚，而有些频道充斥着垃圾信息或与你无关的信息（就像电视里的广告或教学频道），不是所有这些都值得思考。但如果你执着于顾及每一个想法、每一个闪念，不管什么内容，你都非要研究出个名堂，那注意力无形中就会被这些垃圾信息所吞噬。

谬见四：反复出现的想法一定是重要的。其实，想法是否重要或有意义，与它出现的次数无关。想法一旦受到抵制或被刻意推开，它们反而更倾向于重复出现。努力克制某些想法只会让这些想法不断冒出，例如"不要想这个痒的地方"或"别再盯着她牙齿上的菜叶看了"。当我们在想法上投入精力，就会激活神经元之间的联系，让这一想法根深蒂固（Pittman and Karle 2015）。这适用于任何想法，与它的重要性无关。一个基本事实就是，试图摆脱某些想法只会让它们再次出现并受其所困。

　　焦虑思维建构自我应验的预言。焦虑思维视角下的世界充满敌意和威胁。当你漫步森林被告知附近有危险的动物出没，你一定无意探辟新径。选择万无一失的生活方式意味着坚守安全、限制创意、回避新奇及其所带来的未知。不敢尝试新事物，怎会有成功的机会？我们经常告诉患者，虽然尝试新事物不能保证成功，但不尝试的行为注定失败。因此，如果你认为自己无法应付当前状况，认为自己会搞砸和某人的约会，觉得开车过桥太可怕，或者无法决定要买哪个色号的指甲油，这些令你恐慌的预想变成现实的可能性就会大大增加。

　　类似的例子不胜枚举：想主动谈加薪，但因过于焦虑而无法为自己找到一个充分的理由；想参加卡拉OK之夜海选，虽然在这之前的几小时里你一直悄悄地在练习，却因犹豫不决而错过报名；而"忘记"申请包含环球旅行福利的升职机会令你更加坚信自己永远不会成功。惧怕打破"舒适区"，也就放弃了用意想不到的成就给自己惊喜的机会。

　　焦虑思维加剧紧迫感，削弱有益的区分力。众所周知，当潜在问题还没迫在眉睫，不需要立即行动或还需要更多信息时，我们会不假思索地先放一边。但焦虑的时候，不管你焦虑什么都会感到紧迫和局促，从而失去把自己从这件事中抽离、把它放在一边，或者"把它放在盒子里"暂时寄存的能力。一旦开启焦虑思维，担忧就会步步逼近，蚕食鲸吞掉注意力，令你无视其他。预期性焦虑尤其如此。这就是为什么焦虑思维让我们无法"顺其自然"。这种担忧非常黏性，以至于无法顺其自然。

心理学家将能否区分已知和未知的能力称为"解离"（有时也被称为"有益健康的压抑"）（Wang et al. 2019）。解离可以很好地为我们服务，例如，它使我们即使知道第二天会发生大事，但依然能够在就寝前欣赏电视节目，然后安然入睡。同样，解离让我们心里明白，致命的车祸每天都有，但我们仍然能够每天自如地驾车出行。这些有益健康的解离是需要的，它能帮助我们摆脱忧虑，以更广阔的视角、更大的图景看待生命流逝。而焦虑思维往往会限制我们获得（足够的）解离的能力。

但是，解离仍然需要一个"度"。如果焦虑不堪重负，巨大的痛苦会导致过多的解离，尤其是对于创伤更甚。但当自主神经被高度痛苦唤起后，任何人都可能会过度解离。而对某些人来说，这解释了为什么预期性焦虑会令他们无意但"恰巧"忘记重要约会、预约和答应的事，同时也让那些长期犹豫不决的人渐渐习惯于拖延和延迟。

抵抗是徒劳的：适得其反的努力原则

"适得其反的努力"是指试图摆脱焦虑或恼人的想法，只会起到反作用。这与焦虑思维使注意力只关注危险并促发逃离的紧迫感息息相关。而这种紧迫感产生的越来越强烈的冲动会迫使你做出更多努力。

在现实世界中，努力就会有结果。如果想移动一张桌子，你可以把它推或扛到想要的地方。付出的努力和取得的结果之间存在正相关关系。锲而不舍地挖洞，你会得到一个更大的洞；细致地打扫房间，你就会得到一个更干净的房间。

而在内心世界，尤其是当我们应对预期性焦虑和长期犹豫不决时，这种正相关关系就会被颠倒过来。越努力摆脱烦恼的想法或焦虑的感觉，反而会陷得越深，这些想法或感觉也会变得越来越根深蒂固。心理学家和焦虑障碍研究专家大卫·卡博纳（David Carbonell）（2016；p79）经常说："你感到焦虑**并不是因为**尽了最大的努力却没有成功，而**恰恰是因为**尽最大的努力才导致了焦虑。"当努力适得其反之时，你能做得最好的事情，通常也是最难的事情，就是什么都不做并任时光静静流淌。

如果单凭刻意的努力和意志力能够克服这些问题，你就不会读这本书了。那些突然出现并闯入意识层面的恼人想法、情绪、画面或身体感受无法单纯靠努力控制就能停止或消除。就像你无论多不想听，但都不可能"听不到"隔壁餐桌上的争吵，也不可能"屏蔽"焦虑带来的躯体感受，例如心脏狂跳或掌心冒汗。此外，如果那些突然闯入的想法令人反感或厌恶，努力摆脱的后果就是让这些想法越来越强烈。

诚然，暂时转移或分散自己的注意力，刻意地想一些其他事情可以帮助我们缓解焦虑的想法和感受。或许，长久以来你已经很擅长控制自己（如咬紧牙关），但在这些情况下，采用上面的方式只会让你从这一次痛苦中解脱出来，而无益于增强自信心，也不能降低预期性焦虑。

事实上，这些暂时性行为，如转移注意力，咬紧牙关，就是本书第4章描述的回避形式。从长远来看，回避往往会强化焦虑。仅靠不断努力或试图用意志力克服焦虑，不管多勇敢，也不论初衷多佳，最终结果都不会令人长久受益。

如果将预期性焦虑搁置一旁，顺其自然，它会趋于平静。如果对它左思右量或进行处理，即采用前面提到的长期犹豫不决或回避应对时，它会被不断强化。拼命让自己平静下来，这种令人抓狂的紧迫感夹杂着必胜的信念，听上去就像咆哮着命令自己"快点入睡，否则……"一样适得其反。

你很了解一旦回忆起曾经在那座桥上的惊恐发作，或者跟随想象进入一个令人尴尬的场景，抑或开始身不由己地"做最坏打算"，就很难让自己相信或者说服自己可以做到忽略、反驳预期性焦虑。越努力摆脱，想法就越具黏性，使你无法得到片刻的安宁。

适得其反的努力可以解释为什么许多人最终选择放弃并认为他们的问题是无解的或"只能这样"。本书对此结论不敢苟同，并在此提供一种完全不同的方法来直面预期性焦虑和长期犹豫不决。

> **划重点**：努力处理焦虑会适得其反，即与焦虑作斗争中付出的努力越多，只
> 会让焦虑变得更强烈、更具黏性。

是一种模式，而非性格特质

长久以来，很多人会将预期性焦虑或长期犹豫不决这些问题作为对自我的评价。导致他们对自身性格形成自我评判的核心信念："我是一个拖延的人，我是不可靠的，我很懒，别指望我能做出承诺或按时完成。"还有人将他们的焦虑和无法行动解读为低自尊："我无法独立，我是脆弱的，不自信的，我需要关注，我是懦弱的。"

也有小部分人试图辩解，他们声称除了生活过得有些拘谨外，这种行为并没有诟病，其性格可圈可点："我只是比大多数人更注重细节、更仔细、更全面、更谨慎。"他们认为回避情有可原，也认为避免选择或回避合理风险不存在负面影响。

还有那些一感到焦虑就习惯性回避的人，他们已经失去了对成长、探索、尝试、冒险及获得新体验的种种激情。他们的口头禅是："我才不想旅行"、"我就爱宅家"、"每天按部就班挺好的"。

而那些宣称自己天生"神经质"、不喜新事物也"不擅长"做决定的人，言下之意就是他们是无法改变的，其他人都应该接受这一点，甚至他们自己也不该对做出改变或学习新的模式抱期望。无论你在多大程度上将预期性焦虑或犹豫不决归咎于"这就是我"，你都在做无谓的自我限制。这些行为方式其实是焦虑的症状，而不是一种性格特质——即使你一直都这样，即使你家族中的人也这样。如果你愿意考虑用其他方式来建立你与内心的焦虑对话、对焦虑的误报和疑虑之间的关系，你就不会困囿于上述的"自我评价"中。

> **划重点**：预期焦虑和长期犹豫不决是行为模式，而非不可改变的性格特质。

自我剖析

　　当对自身的预期性焦虑是如何表现和维持有了一定了解后，请试着去识别焦虑思维是如何轻而易举地通过想象操纵你的？你对那些关于想法的内涵和作用的谬见有多少理解？你是否也依赖于"直觉"或"感受"做决定却无果而终？

总结

　　本章探索了焦虑思维是如何劫持想象、夸大危险的紧迫感，并且为预期性焦虑和长期犹豫不决推波助澜的。本章还描述了焦虑状态下想法是如何发生改变，以及在这种状态下人们是如何失去常识判断力，用担忧感受而不是事实作为风险评估和做决定的依据。

第 6 章

犹豫不决的助燃剂：
完美主义、追求确定性和
害怕后悔

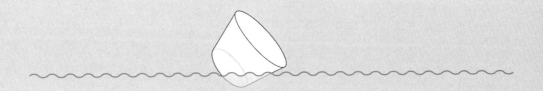

在第2章中，长期犹豫不决被定义为因回避做任何决定而频繁卡在抉择点上动弹不得的一种习惯。此外，还需注意的是，预期性焦虑和长期犹豫不决之间相互作用；频发的预期性焦虑会强化长期犹豫不决，而犹豫不决则会加剧并维持预期性焦虑。

本章验证的三个因素在任何情况下都会加剧长期犹豫不决：追求完美，追求确定性和害怕后悔。

追求完美

我们将"完美主义"定义为对变得无瑕或看起来无瑕的一种需求或强烈渴望。完美主义包含对自我设定极高的标准和努力达到这些标准。完美主义者的自我评价严格基于是否达到这些标准。这是一种基于"全或无"的僵化思维方式。对于完美主义者来说，要么完美，要么就不完美。

完美主义没有灰色地带，它不是更好或更差的差异，而是正确和错误的区别。你对选择和成就的评价也采用同样的扭曲视角：要么完美无瑕，要么一无是处。最极端的是，除非自己和外界都给出完美的评价，否则永远无法获得自我满意的成就感。

大多数完美主义者都非常聪慧，他们也不相信人可以完美无缺。毕竟，犯错是人的本性，而绝对的完美主义并没有给这一本性留有余地。于是，他们自我解嘲道，只想"尽所能做好"。但很不幸，这种想法并不能帮助他们阻断追求完美的渴望和"要么全有，要么全无"的思维方式（要么"你最好"，要么"你最差"）。

尽管这种思维方式会带来无尽的要求和麻烦，但依然受人追捧，是因为它用障眼法让人们相信它才是获得成功的主要原因。如果你将成就归功于完美主义，自然就会重视这种思维方式。或许，你曾因此大获成功、受人敬重，而无法舍弃完美主义。你觉得放弃完美主义倾向会让你失去斗志、得过且过或趋于平庸。

然而，每当想要尽可能接近完美，你就会陷入一个只有缺陷和错误的评估体系中。**完美主义者不会评价自己做得好的部分，他们只盯着自己离追求的标准差**

距还有多少。假设有一种考试要求是答对不给奖励，但每答错一题就要接受惩罚，那么每一个答案都会令你焦灼不安，生怕一个错误就毁掉整场考试。这就是完美主义者的内在世界。每一个决定都生死攸关！完美主义不允许犯错，这会直接使每一个选择或决定都面临巨大的压力。完美主义对那些致力于学习、渴望做到自信决策、不断培养自身能力的人而言，将会是一个糟糕的生活法则。

只要开启新的体验，我们就都是新手。请记住，你认识的最专业、最自信的那个人都是从新手开始的。初学阶段经常会感到尴尬、焦虑和不舒服，但最好接受这些感受或忽略它们，选择继续练习。如果非要等到尴尬或焦虑消失后再继续练习，你可能会永远等下去！需要再次强调的是，完美主义"要么全有，要么全无"的思维模式会使你僵化到无力行动，也无法选择。

完美主义宣扬错误永远不会被抹去、遗忘或弥补。它提倡第一印象恒久重要（即你"没有第二次机会"），因而任何社交时刻都需要"处于最佳状态"。完美主义不接受"做得足够好"。更有甚者，如果想做到完全不犯错，最保险的方法就是什么都不做，久而久之就精准养成了不表态、逆来顺受的习惯。对完美的追求就像把你的杏仁核捆绑在"战斗-逃跑-冻结"反应的"冻结"部分。完美主义由此导致无法行动。

想象一下如果我们放下对自己高要求后的那些画面。如果你相信所犯的每一个错误都是下次做得更好的机会，你会做何感想？如果对某件事感到尴尬的短暂经历能促发积极的改变，会发生什么呢？如果能够多关注不完美的积极方面，而不是灾难性的方面，又会发生什么呢？

基督教哲学家切斯特顿（Chesterton）（1956）主张：任何值得做的事情，即使做得不好，也还是值得去做。他的观点是，一项活动的价值在于使人成长和感到快乐，而不必要苛求目标达成或过程完美。做到这一点的挑战就是在朝着"足够好"的目标一路迈进的过程中能够与各种矛盾共生，尤其是学习、体验和成长的矛盾。

正如前面提到的，这里略显讽刺的是：大多数人都看重为了完美所付出的努力，因为他们错误地将成功归因于它，就好像让他们放弃难以企及的理想会令其滑铁卢式地败给平庸、无趣和失败。事实上，当勤劳用心的人不再追求完美主义时，他们不是变得平庸而是卓越，且每一分努力都会带来更快乐的体验。狭隘的任务监控型完美主义不接受任何不确定性，它令学习变得毫无乐趣，让人们在面对选择和决定时无力动弹。

有些人的完美主义可能根植于关于努力、责任和道德的价值观中。这些价值观无须摒弃，但需要考虑僵化和无情地践行它们的后果。僵化使你过分强调某些行为而损害了其他行为，就像追求工作中的完美会让你远离家庭，或者花费太多时间来撰写一份巨细无遗的电子邮件会占据急需的睡眠时间，你因此失去了其他有价值的满足感。

完美主义也是创造力的敌人。当过于执着在只做正确的事情时，人们就会变得厌恶风险，并发现自己越来越难以跟上那些与每一项重大创造性努力相关的理念。苹果公司的创始人史蒂夫·乔布斯（Steve Jobs）是一个非常有创造力的人，正因为他愿意接受风险才让个人计算机技术实现了巨大的突破。尽管许多决策没有任何产出，乔布斯从未因这些创造性的选择可能是错误的而停止尝试。事实上，他曾离开苹果，创建了一家完全不同行业的公司，这家公司十年耕耘依然名不见经传。他职业生涯的这一段经历很多人也并不知晓。

完美主义是不切实际期望的滋生地。如果期望自己越来越完美无瑕，只会让人饱尝失望。做出正确的选择意味着要承受保护自尊和自我价值的压力。如果决定只能是最好或最糟的，那么你无形中对自己的评价就和那些"要么全有，要么全无"的完美主义者一样了。因此，你变得没有自信，为了让自己下次变得完美不断给自己加压。完美主义没有留下自我关怀的空间，也不在意你是谁，而更在意你成就了什么。

一些完美主义者认为完美主义保护了他们在别人眼中的形象。如果没有它，就无法获得他人的尊重，或者错误会给他人对自己的看法带来可怕的影响。但现实情况是，大多数人并不真正在意或关心，他们常常忙于关注自己，你对完美的看法可能只是你自己的。卡尔·罗宾斯（Carl Robbins）（2016）在和那些追求完美公开演讲的来访者工作期间，要求他们在演讲中间突然停顿10或15秒，故意"破坏"他们完美的演讲。然而，大多数听众都没有注意到停顿，那些听到了停顿的人认为：这是演讲者对某个重点的引导。停顿吸引了听众的注意力，并且使得演讲更有趣。

有许多研究表明，与那些不追求完美的人相比，完美主义的人更容易被贴上挑剔、有敌意、不讨人喜欢的标签（Hewitt et al. 2019; Davis et al. 2018）。这与错误会降低他人对你的尊重和受欢迎程度这一信念正好相反。追求完美的演讲可能会导致你回避确定演讲日期、无休止地修改草稿，以及永远感觉自己还没做好准备。因此，追求完美的演讲是不切实际的，也是不明智的。

由于完美主义与"要么全有，要么全无"的思维方式有着内在联系，它常伴随灾难性思维。做出的选择被认为要么是正确，要么是错误的，因此结果只有好坏之分。每个决定都是决定性的，因为一招不慎满盘皆输。举例来说，高中某次测验时选错一道多项选择题，可能会被联想到失去入读重点大学的机会，进而失去找到一份好工作、错失另一半，甚至失去值得过的生活等。同样，购买不能保证有效增值的房屋这一败笔可能会让整个财务计划崩溃。曾有患者自述，他们无法承受让朋友失望，所以避免拥有朋友，因为成为一个完美朋友的想法常常压得自己喘不过气来。完美主义驱动的灾难性思维将每个选择提升为潜在的灾难，加剧了预期性焦虑和不愿做出任何选择的想法。

在极端情况下，本应简单的小决定变得令人痛苦，并感觉会冒很大的风险。一位患者在考虑是否要用隐形栅栏训练狗时，会想象自己错误的选择导致狗被砸死，女儿会将狗的死亡归咎于她，因此她需要通过自杀来弥补错误。另一位患者想买一双鞋，但因为看中的鞋不是太贵，就是太便宜，不是时髦过头，就是不够时尚，因而不断改变主意，导致他完全没有新鞋可穿。他无法忍受的风险是想象中的故事：他穿过这双鞋一次，就不喜欢了，可退货又太迟了，所以他会因为浪费钱而感到难过，以至于女朋友会因为他的无趣而离开他，之后他将永远也找不到真爱。

划重点：完美主义因没有给错误留出空间而导致人们无法行动。

追求确定性

想想看，生活中几乎没有什么是我们可以确定的。不确定性存在于我们做出的每一个决定中，从来自生活中最深刻的选择（我是否选择了合适的人作为伴侣？如果我接受这份工作，会促进事业发展吗？）到最普通的选择（我应该把房间漆成什么颜色？这次购物划算吗？早餐应该吃什么？），我们几乎可以怀疑任何事情（我真的是一个好人吗？这架飞机会坠毁吗？我会不会有无症状的疾病？）。大多数时候，我们对自己的选择有足够的信心，或者这些选择无关紧要，以至于我们可以完全绕过疑虑，直接制定计划，并有把握地把选择贯彻到底。

然而，对于那些长期犹豫不决的人来说，每个潜在选择所释放的不确定性和疑虑都会成为决策过程中的障碍。事实上，研究表明，追求确定性，即在容忍不确定性方面存在问题，是许多人患有焦虑障碍的主要原因（Grupe and Nitschke 2013）。追求确定性是导致长期犹豫不决的主要原因，它会让你无法动弹。让我们来看看，当我们说确定做出某个选择时，它的实际含义。

确定性问题

你对世界的每一个假设都充满了不确定性，从最琐碎的（笔有墨水）到最深刻的（父母、伴侣、孩子还活着）。事实上，在检查之前，你不能确定任何一件事（并且，在检查之后，你还是不能最终确定，因为事情可能会改变）。不过，大多数人都对此足够确定，即使他们不检查，也足以让他们感到舒服。但是，如果你长期犹豫不决，那么对确定性的渴望就会被如此多的疑虑所破坏。所以，现在让我们仔细看看怀疑的体验。

不确定性的体验不同于没有足够的事实。这是一种伴随着感觉的被称为"元认知"的思维。我们将在下一章来探索"元认知"。但在这里强调的目的在于说明，不确定性是对我们无法确定某事的意识或认知。这种意识通常伴随着一种关于未知的感觉。这种感觉可能是兴奋的（"谁将赢得这场足球比赛？"）或可怕的（"如果我无法处理发生的事情怎么办？"）或羞耻的（"如果发生这种情况，我就活不下去了"）或任何别的感觉。有时，不确定性只是中性的（"我不确定我是否说过，但我并不在乎"）。

划重点：焦虑的不确定性是一种不确定某事的不舒服感受。

一些普通的疑问可以简单地用事实来解决。（"这是那个电影明星的名字吗？我早饭把三明治吃完了，还是没吃完留在盘子里了？我是不是忘记发送那封想了很久的电子邮件？"）这种疑虑可以通过调用你的感官查验当下的正确答案来消除。（"是的，他的名字就是这个。是的，我的盘子里什么都没有了。是的，我确实忘记了，那封电子邮件的确没有发送。"）

但是，从你的想象中产生了另一种疑虑：任何事实检查都无法彻底消除疑虑并让你感到足够确定。想象会让你对感官上感知到的内容产生怀疑。举例来说，你可能会怀疑："我关掉煤气灶了吗？"因此，你检查，感官告诉你是的，你关掉了，你觉得确定。但是，当你走开后，出现了另一种怀疑，那就是对你刚刚看到的内容的想象叙述："万一我检查得太匆忙，万一我检查的时候又把它重新打开了，或者万一它没有完全关闭，万一我把房子烧毁了，该怎么办？我要是再去检查一遍又会带来什么危害呢？"这种怀疑不能用另一个"事实"来解决，因为它是由想象产生的：你总是可以想象出另一个结局不好的故事。无论重新确认或尝试检查多少次，你都无法感到足够确定。

其他怀疑的例子来自你对未来的想象。在这里，事实并不能帮助你感到足够确定。你可能会担忧过去的某些事情会带来不良后果，或者意识到你无法保证将来做出的选择所带来的结果（"如果去了，我会惊恐发作吗？我是否无意中做出了一个我没有意识到的错误决定？我如何确定自己会保持健康？"）。

当你意识到一种不想接受的可能性，就很难去忽略它。并且，在这过程中，你无法清楚地认识到你无意中编了一个使你感到恐惧的故事。不管糟糕的结果发生的可能性多渺茫，都是一种真实存在的可能性。所以，你幻想它一定会发生，它也似乎在敦促你做某事：负起责任、防止坏事发生、解决这个问题、找到避免此事发生的方法。但是，问题是，现在的现实情境中没有任何具体的事实可以帮助你解决此问题，**因为这个故事只存在于你的幻想中**。这种强迫性的怀疑实际上会增加你对它的关注，要么是通过越来越多的思考，要么是通过检查新的事实。你已经放弃了良好判断力，转而专注于无法解决的疑虑。

因此，如果你长期犹豫不决，那么选择就会变成一个非常困难的问题。你所做的每一个选择都会让你走上不同的道路。有时很琐碎（"如果我选择一个红色的钱包，那么整套服饰都需要跟它搭配"）；有时它可能是重要的（"如果我买了这所房子，我就得一直长途通勤"）；有时它甚至可能改变生活（"如果我接受这份工作，我就只能致力于这条职业发展道路"）。那么，你能确定你正在做出正确的选择吗？当你认为意想不到的事情会发生并且可能会不时出现预料之外的后果时，你就会意识到你永远无法做到完全的确定。你所能做的只是感觉确定。正因如此，许多人可以将不确定性抛诸脑后，并确信可以继续前进。拥有确信并不是要获得板上钉钉的结论、消除疑虑或收集更多事实，也不是告诉自己可以完全确定，一切都会好起来，没有任何疑虑的理由，而是告诉自己感到足够确定就可以了。

长期犹豫不决的人经常发现，单单是做出选择就会变得非常痛苦，因为足够确定的感觉是飘忽不定的。你变得不知所措（"我是否犯了一个不可挽回的错误？我是否走上了一条无法坚持的道路？这会是浪费生命吗？如果我的选择是错误的怎么办？"）。这会引发焦虑，所以看上去延迟、回避，而拖延是唯一可以接受的选择。对于许多长期犹豫不决的人来说，在做出哪怕再小的决定时，由于没有足够的确定性，他们也同样不能行动："我应该从哪个出口离开停车场？我应该喝加浓拿铁，还是普通的热咖啡？"在类似的情况下，你甚至可能会问自己，"为什么我在这些细枝末节的事情上也很难下定决心？"当被困在一个没那么重要的抉择点时，你正在回避的是由不确定性引起的焦虑，而不是犯错所引起的任何负面后果。因此，你无法从任何客观或良好判断力的角度来看待所有的备选项。

> **划重点**：当不能做出一个小决定时，你是在避免不确定的感觉，而不是选择造成的具体后果。

有些人可能会采取等待正确时机做出选择的策略。你对自己说过多少次类似的话："我正在为卧室寻找合适的地毯，但也许下周、下个月或下一个节假日会有更多的折扣？"你一直等待和延迟，然后，你猜怎么着？许多年过去了，因为无法找到价格合适的地毯，你还一直没有卧室地毯。问题在于你无法确定何时是购买合适地毯的最佳时间，你也没有办法绕过不确定性。

你可能是一名敬业的调查员，在寻找合适的房子、最可靠的汽车或最适合的保健医生方面投入了大量时间和精力。或者，你可能与一个接一个的人约会，努力寻找那个"命中注定的人"。但你得到的每一个答案都会引出另一组问题。不知何故，你永远无法满足于当前的信息来找到住所、购买汽车、选择医生或做出承诺。需要再次强调的是，真正的罪魁祸首是你没办法知道确切答案。尽管你非常努力，但这并没有解决你在容忍每一个选择所伴随的不确定性方面的困难。

为了绕开不确定性带来的不适，你一直希望，正确的选择会以某种莫名的方式与你对话，并以一种毫不动摇、坚若磐石的方式与你沟通，它说："我在这里，选择我，我就是最合适的选择。"不幸的是，你要等很长时间才能听到这个声音，甚至它可能永远不会出现。

当你被做决定的重担压得喘不过气来时，大脑会变得茫然，感到精疲力竭，这并不少见。所以，你等待着，希望得到灵感，为自己提供动力和信心，再次坚持下去。问题是，你正在颠倒培养动机和信心的顺序。在现实生活中，**行动先于自信和动机**：迈出第一步使采取后续步骤更容易。大脑会变得更适应、更自信、更积极地进行你更频繁执行的动作。当IBM（国际商业机器公司）将其公司座右铭从"思考"改为"行动"时，它认识到了这个道理。

关键的转变

你试图解决对不确定性的担忧，但这很可能会把你引向错误的方向。你企图使用等待合适的时间、希望获得灵感和动力及过度调查的策略，都是为了消除决策中的不确定性。一个更有成效的方法是努力在不确定性所带来的不适中舒缓自己的感觉。这种方法正面解决了不可能完全消除不确定性的问题，并帮助你训练大脑和身体在不确定性中正常运作。目标是帮助你对自己的决定充满信心，从而自信地继续行进。我们将在第7章介绍疗愈性的态度和元认知视角时更详细地讨论这个问题。

害怕后悔

害怕后悔是担心做某事之后你可能会后悔。它会加剧长期犹豫不决中的不作为和无法行动。这不仅会导致你频繁想象所有可能出错的情况，还会让你产生一种信念：选择一定会出错或产生不良后果，再或者你要为犯了错误或做了风险太大的选择而承担责任，后悔会变得难以忍受。你朝前展望，认为你可能犯了一个可怕的错误，把所有的储蓄都放在一个特定的投资上或购买某辆二手车。或者，你最终还是没能拨出那一通电话，因为你想象拨通后可能会感到尴尬，然后你就会后悔拨了电话。你不受控制地想象了许多可怕的后果，一切都乱套了，并且你还会觉得不能忍受或不能继续下去。尤其是当你想象你没有足够的能力去处理好后悔时，你会变得无法行动。在想象中，你将永远无法克服后悔，它会没完没了地持续。有这样的想象在心中，难怪你不能继续前行。

后悔会发生在各种情况下。当你回顾一个抉择点并为选择而感到后悔时，你会对自己说："为什么我当时不知道"，或者"我怎么会做这样的事"，而最常见的情况是，"如果我没有那样做就好了"。如果你过去做出的选择中未能履行某些道德或实际义务，或引发了一系列事件，从而对自己或他人造成伤害，你也会产生后悔。当你做了一些没有引起任何真正麻烦但却引发了怀疑、担忧或其他情绪困扰的事情时，你也会感到后悔，因为回想起来，这些事情似乎"太冒险、冲动或考虑不周"。同样，如果你没有采取现在希望的行动，后悔也会如期而至。

如果你对两种可能的选择感到矛盾，也可能会出现对后悔的预期。当两种选择看起来同样有吸引力或令人痛苦时，就会出现矛盾心理，选择一个意味着不选择另一个，永失机会。在两种选择看起来都不好的情况下，**如果选择其中一个，你可能会产生这山望着那山高的想法**。这个想法又让你无法行动。即使在低风险的情况下（选择汉堡还是意大利面，这家酒店还是那家酒店，这条领带还是那条领带？），如果你相信会后悔舍弃另外一个选项，你可能会被冻结在原地，在两个选择之间摇摆不定。如果你总是担心忽略感觉会错失什么的话，这种情况就会发生，这在有黏性思维和高焦虑敏感性的人身上也很常见。

后悔在一生中都发挥着作用。我们都会犯错误，每个人都可以看到他们过去做过的事情，或者他们没有做过但希望自己做过的事情，并且希望现在的生活能因此有所不同。这些做过的行为可能会让你觉得后悔，比如发脾气、对伴侣不忠、不良投资，甚至是配偶的选择。此外，对于我们没有做的事情依旧会让我们感觉遗憾，比如后悔拒绝或没有申请某个工作，或者后悔没有向一个伴侣求婚。因为当一个人因长期犹豫不决而无法行动时，不选择的代价常常被忽视。所以，后悔的内容几乎总是包括"我希望能有更多的机会"，"我后悔从未约那个人出去"，或者"我后悔没有为女儿买生日礼物"。

想象会用假设来折磨你，比如经历羞辱、损失、失败或任何其他可能令你无比后悔的后果。这些都可以向任何方向进一步延伸，因此做任何事情似乎都是一条危险的下坡路。如果你在过去（像大多数人一样）确实做过某件事，事后回想起来是一个糟糕的决定，那么这种害怕后悔的倾向就会被放大。对过去的错误、判断失误或实际上结果很糟糕的冲动行为的反刍思维，在有黏性思维和苛刻标准的人中很常见。

在生活中，我们做出的每一个决定都会减少其他可能的选择。比如，如果你租用某个公寓，那么你就要承诺遵守该租约，从该地区通勤，并将孩子送到周围的学校。根据想象的丰富程度，即使是最普通的日常决定也会充满对后悔的恐惧："我会后悔购买钢切燕麦而不是轧制燕麦吗？"还是"我会后悔花时间在电视上看喜剧而不是教育纪录片？"

当决定某件事的时候，即使当下并没有什么问题，你也会立即对此产生怀疑。因此，当做出决定时，你会感到害怕：你觉得必须克服这种怀疑，以及任何不可逆转的后悔。因为你想避免所有假设带来的不确定性，所以你就要避免决策本身。这就是为什么**毫不动摇**的承诺是决策的重要组成部分，也是应对各种形式的预期性焦虑的重要组成部分。这是一种克服一旦做出决定就会自动产生怀疑的方法。

如果你是一个长期犹豫不决的人，这里有一个建议：因为即时的怀疑是自动产生的，所以当做出决定时，你要期待这些怀疑尽快出现，因为它们迟早都会发生。如果你与这些怀疑对抗，它们会让你失去警惕，重新动摇。所以，允许它们，欢迎它们，做好准备，下定决心不去探究或与怀疑进行争论。**只是确切地数一数你产生了多少次怀疑**，按照实际发生的数量给每次产生的怀疑进行编号，看看最后的数字能达到多高的水平。要注意到这些怀疑的细微变化，这是一个挑战。看看在你做出选择后的第一瞬间，焦虑的想象力会自动产生多少怀疑。然后，第二天，惊叹你的创造力和对自己说"是的，但是……"的惊人能力，**但绝对不要动摇**。这种创造力在其他领域将很好地为你服务，但不是以这样的形式。我们将在下一章详细阐述这种态度和观点的转变。

> **划重点**：处理害怕后悔需要克服自动产生的怀疑。

害怕后悔是第 2 章讨论的害怕错过（FOMO）模式的一个组成部分。不愿意放弃任何一个途径、机会或选择，是因为你希望不会因为做出选择而受到限制。这在高焦虑敏感性的人中很常见，因为你还有一种额外的担忧：不仅害怕后悔可能发生，而且相信自己无法忍受它，永远无法战胜它，或者后悔的体验将是灾难性的。

害怕后悔会阻止你前进。它还可能成为你享受目前已做选择的绊脚石。一旦做出选择，你就会产生疑问，并且对未来可能出现的不良后果或影响感到不确定。做出好的选择或工作上表现出色所带来的满足感将变得不可企及，因为你总是担忧过去做出的决定会让你在未来的某个时刻后悔。

> **划重点**：对"万一……会如何"变成"要是我做过……就好了"的担忧会让你止步不前。

保持不选择的状态是一种保护自己免受潜在想象中后悔影响的一种方式，这就是害怕后悔如何加剧长期犹豫不决的原因。具有讽刺意味的是，为了避免无休止的深思熟虑、怀疑的痛苦和最终一事无成的下场，你有时会做出轻率或冲动的决定，这通常会产生不太理想的后果。一位患者说："我骑墙观望了这么久，我受不了了。我不再关心我做了什么选择，我只想轻松一点。"对减少不确定性带来不适感的渴望能超越强迫性的决策过程，并使你做出不明智的选择。

绕过完美主义、不确定性和害怕后悔

尽管你可能没有意识到这一点，幸运的是，你拥有每个人都有的东西：基于你自己良好判断力的最佳猜想。一种可以了解这点的方式是"枪支测试"，强迫症专家乔纳森·格雷森（Jonathan Grayson）（2014）描述了一种心理实验。以下是对他称之为枪支测试的一个改编版本：

> 假设你面临一个选择并且犹豫不决。想象一下，我知道哪个是最好的选择，而且我拿着枪指着你的脑袋。我对你说："我知道正确的选择，我要你现在就做出决定。如果你答错，我就会扣动扳机。如果你延迟10秒以上，我也会扣动扳机。在这两种情况下，你都会死。现在，做出你的最佳猜想，以挽救生命。立刻做出选择！"

在这种情况下，你下的赌注非常大，几乎没有时间思考或想象各种不良后果。相反，你必须行动并做出选择。你仍然不确定，但是（假装）头上有枪的确定性压倒一切，你会运用最佳猜想以挽救生命。这就是枪支测试的价值。它将你的最佳猜想确定为你真正拥有的唯一选择，并让你摒弃一定要达到十分确定的不可能的想法。

┃ 划重点：在了解事实之后，你的最佳猜想确实是唯一的选择。

在根据枪支测试做出选择后，你会发现你可以承认对自己的选择非常确定，只是不完全确定。阻碍你的仍然是追求确定性、完美主义和害怕后悔。你甚至可能承认你有99%的把握确定该走哪条路，但你无法承受那1%的犯错、做出不完美选择及将来后悔做出决定的可能性。

如果使用得当，这种心理锻炼是一种有用的方式，可以帮你获得自身"足够确定"和"足够好"的感觉，减少感到后悔的可能性。它向你阐明了回避与任何外部问题无关。相反，你是在试图逃避怀疑、不完美和后悔。

另一项启发性的练习也有助于绕过长期犹豫不决和无法行动。我们称之为"抛硬币"：找到一枚硬币，并为正面和反面分配两个相互竞争的选择。抛出硬币，然后不看结果，而是问自己，"现在，我希望是正面还是反面？"不断重复，你就正在获得你的最佳猜想。

一旦疑虑通过想象产生（无论是关于可能的不完美、后悔，还是其他不想要的结果），它就无法消失。疑虑是无法解决的，因为你永远不会完全确定，但你可以继续前行，就好像风险是合理的一样。这个时候，你就会意识到丰富的想象已经指向不必验证的可能性。寻求更多的保证或事实也不会得到万全的解决方案，因为这并不是疑虑出现的地方。放弃追求绝对确定的感觉才是唯一的选择。

自我剖析

你是否能辨认出自己与不确定性、害怕后悔和完美主义的关系是怎样影响到了你的决策？

总结

这一章里主要探索了预期性焦虑和长期犹豫不决的类型、它们是如何发生的，以及哪些因素使之被强化和维持。同时，我们还系统地认识了如何改变行为模式、如何直面回避及如何不被卡住。

第 7 章

疗愈性的态度：
元认知视角

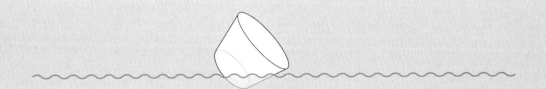

本章主要介绍了能够帮助我们改变原有的应对预期性焦虑和长期犹豫不决的方式。首先，需要借助元认知视角观察体验和使用本书介绍的"疗愈性的态度"来改变曾有的观点。你将从中学会退后一步，以更广阔的视角看待身心。其次，需要进行态度的转变，改变你与预期性焦虑的关系，不再将其视作一系列需要回避的紧急情况，这是最直接的通往康复的方法。最终的目标是停止强化阻碍行动和决策的焦虑，以及对不确定性的不容忍态度。这种方法更多地关注于想法、情绪和躯体反应是**如何**让人陷入困境的过程，而不是它们的内容。当焦虑蔓延时，能够察觉正在发生什么是改变的先决条件。

这似乎是一项令人却步的任务，但还是希望你能克服在学习这种新方法时随时涌现的焦虑情绪。你可能曾对摆脱预期性焦虑的失败尝试感到沮丧。这里既不涉及特定的焦虑管理技术，也不教授应对机制。在大多数情况下，这些技术是不同形式的回避，并没有触及问题的核心。相反，我们希望你学习一个新的视角，跳出一贯感受心灵和身体的方式，去关注想法、记忆、担忧、躯体反应、期望、情绪，尤其是**想象**。这实际上是一种更深刻的方法，是值得一试的。

元认知视角

有种视角被称为"元认知"，本质上是对自己认知的觉察。它有时被定义为"对思考的思考"，我们将其拓展为"对意识的意识"。它还包括对自身思维内容的信念，对自身思想经历的评价，以及与想法、记忆、躯体反应和情绪之间的关系。它通过放大视角，退后一步，观察自己这三个步骤将"我正在思考很多想法"中的"我"与想法本身分开。

在之前的书中，我们提到了一种被称为"脱离纠缠（disentanglement）"的元认知过程：意识能够觉察并接纳想法和感受，但意识行为仍保持"不参与"。这意味着一旦退后一步仔细观察，就会发现想法只是想法，感觉只是感觉，它们都不是事实。同时，也能看到那些"万一……怎么办"的灾难性思维是如何一直恐吓、羞辱或吓唬自己。与内容脱钩类似于"认知离解（defusion）"（Harris 2019）的概念，即把自己与自己的思维和感受分开。

> **划重点**：元认知视角将你与你的思维和感受分离。

你可能会注意到元认知视角和正念之间的相似之处。实际上，正念是一种不评判的元认知。"正念"一词现在被广泛使用，所以需要明确本书中提到的"正念"不是用冥想来清理头脑，不是一种放松技巧，也不是在事件中尝试"正念式"思考。本书提到的正念是指静观万物的发生发展、不评判、不干预。

这种强调过程而非内容的新视角，使每个令人担忧的预想、关于回避的决定、事件或阻碍，不再被视作需要处理的独立问题。最终，你的日子将从疲于应对一个又一个问题的状态中解放出来。认为问题是独立且没有关联的想法，会让你在成功回避了一个令你焦虑的事件后，紧接着遇到另一个。如同游乐园中的打地鼠游戏，总有不断冒出的"下一个"，让整个生活充斥着可怕的选择节点和不期而至的挑战，从而错过体验新奇、享受挑战和成长的机会。

另一方面，元认知视角解释了每个令人忧虑的预想、每次的回避冲动及每个决策风险都在重复同一个维持焦虑的过程。当自我觉察到陷入这些不良的应对策略时，就赢得了一个提升自己打破这个过程并做出改变的机会。它使你对渴求的目标信心大增，更自如地应对不确定性，不再一做选择就"死机"。从很多方面来说，这一改变远比问题来一个解决一个的方式更深刻。**它是从造成问题的习惯过程中找原因。**

元认知视角能帮助你开始关注前面章节中所描述的无产出思维过程，并从过去的典型反应转向新的反应。它让你**看到**自己何时丧失了常识判断力，何时被想象所劫持；它帮助你**意识到**自己何时把对假警报的身体反应误认为是真正的危险；它帮助你**识别**出无谓的重复确认和过度"调查"的行为模式，并且给它贴上焦虑或僵化助力器的标签；它帮助你**看到**那些隐蔽的回避行为和完美主义行为，以及遍寻确定性的各种尝试；它帮助你**放下**那些会加剧焦虑的与身心相关的错误信念和假设。这就是退后一步的元认知视角。

> **划重点**：元认知方法不是焦虑管理，也不是一种应对技巧，而是一种视角的转变。

通过这个视角可以看到，大部分焦虑不是来自焦虑唤醒带来的弥漫的情绪本身，而是来自试图逃离它并与之抗争的尝试。本书的第 5 章解释了适得其反的努力这一概念：努力是起反作用的，在处理焦虑时抵抗是徒劳的。每一次与焦虑的对抗，都将增加它反噬的力度。

元认知的视角使你聚焦在过程上，从而弱化了忧虑本身的重要性。从焦虑的内容中"脱离纠缠"是康复的关键。需要对抗的不是想法或想象的内容，而是面对不可避免的不确定性仍要做抉择时的感受。而对抗这种感受只会令你对可能发生的事情感到束手无策，或者对错误及不太理想的结果感到后悔。

元认知视角也会使我们看到预期性焦虑只是你对未来尚未发生事情的想象。恐惧的感觉也不是真的来自具体事件，而是来自你对焦虑本身和对自身能力不足的恐惧。你会发现你并不真的害怕桥梁、和他人闲聊或老鼠，你只是害怕看到脑海里事情成真那一刻手足无措的自己。

此刻，你可能会开始关注那些使你自动进入回避模式的特定刺激源。你会发现某些想法（如最常见的"万一……怎么办？"）特别擅长劫持想象，把你从日常的理智状态一路拉向满是焦虑思维的世界（O'Connor et al. 2005）。

挑战错误的元认知信念

元认知信念是关于想法的信念。这些信念可能没有被意识到，但它们支配着你与想法的关系，决定着你赋予它们多少力量，也决定着你对想法的接受程度是希望它们一闪而过，还是持续存在。这些信念许多都是错误的，它们不断地给想象加码，从而使你远离理智。

除了预期性焦虑是一种典型的"万一……怎么办"式焦虑想法，还有很多常见的关于焦虑想法的错误信念需要纠正，以下将逐一介绍。

错误信念一：担忧意味着在意。本书的其中一位作者在与一位患者谈论不确定性时举了这个例子："我的女儿正在旅行，我不确定她现在是否在飞机上。事实上，她的行程非常复杂，我现在都不知道她在哪个国家。"患者听后不可思议地反问道："你难道不在意你的女儿吗？你怎么一点都不担心？要是我的孩子出门，我会要求他们短信告诉我什么时候去了什么地方、什么时候离开、什么时候到达。如果我不再担忧，不就意味着我不再关心他们的安全了吗？"

作者回应道："我当然在乎，只是我愿意接受不确定的情况。担忧好像对任何人都没有帮助。我的假设是：如果出现问题，我一定会被告知。同时，我猜测你的担忧可能会打扰到你的孩子，因为他们必须不时地停下来做你要求的事来减少你的担忧。"

人们通常会认为，如果爱一个人必然会为其健康、安全和幸福担心。相反地，如果不通过焦虑和担忧与他们保持"联系"，你就是不上心、不忠诚、不专一，甚至不在意。但这不是真的，这是一种错误的元认知信念。

错误信念二：担忧可以预防错误。一位母亲曾对自己能够时刻关注处在青春期的三个女儿的需要引以为傲。她一直担忧青少年可能遭受的各种危险，也经常预测她们可能面临的压力，并试图保护她们。她认为她对女儿们的担忧可以预防犯育儿错误，她的担忧方式是：时刻注意和监视女儿们。对她来说，放松警惕从来不是一种选择。直到一个女儿承认自己在学校被霸凌却选择不告诉她时，她倍感震惊。女儿告诉她："你总是介入我的生活，我担心你会让事情变得更糟。"担忧不能防止所有的错误，有时反而会起反作用。

曾经一位做保险推销的来访者认为，谨小慎微是为客户提供最佳服务的关键。他几乎每天都彻夜不眠，脑海中不停复审所填写的每一份表格和拨出的每一通电话，以确保没有犯任何可能使主管或客户不满的错误。结果，他每天早上都昏昏欲睡，摄入过多咖啡因，这反而使他更难集中注意力。当一位主管指出他在前一天早上提交的表格上漏掉了客户的名字时，他感到很羞愧。如此看来，担忧不仅不能预防错误，反而增大了犯错误的可能性。

错误信念三：担忧可以打消疑虑。一个年轻人正在纠结是否应该向与他相谈甚欢的同事提出约会。他害怕被对方拒绝，也不确定对方对自己是否也有同样的感觉。他想象着邀请对方被拒绝后的恐慌，想着之后可能会由于过于尴尬而没办法继续工作。他担忧风险太高了。他每天晚上睡觉前都会花时间反复思考和担忧，在头脑中复盘一天中的每一次互动，回忆对方脸上的表情、语气和肢体语言，试图建立一种确定的感觉。他相信，如果自己能通盘考虑一遍，就能确定想法并采取行动。但实际上，他只是一遍又一遍地重演相同的剧情，而没有向着本就不可能存在的确定性靠近一步。

错误信念四：担忧有助于解决问题。关于计划和担忧之间的区别，存在一个常见的混淆。让我们澄清这种区别：计划涉及思考并提出解决一个问题或一系列问题的潜在方案。它通常从一个假设开始，最终产生一个让你停止继续思考的行动计划，这个过程会至少持续到你发现这个计划可以解决问题的时候。如果在采取行动时解决了问题，则无须再进行任何操作。如果问题仍然存在，则有更多的想法来提供备选的行动计划。这里有一个简单的例子：汽车上低燃油指示器一直亮着，我通过绕道加油站来"解决"这个问题。但是，那个加油站关闭了，所以我制定了一个备选计划，开车去另一个加油站。我给汽车加满油之后，问题就解决了。这里的关键点是，计划最终是富有成效的：你承诺采取的是一个切实可行的行动计划。

担忧开始的时候通常就像计划一样，带有假设。然而，它并没有产生一个可行的行动计划。它只是在带有反刍性质的内心对话中兜圈子。这是因为担忧是你试图解决无法解决的问题，回答无法回答的问题，对某事非常确定，或者在没有足够信息的情况下制定合理的行动计划。大多数情况下，令人担忧的是一些想象中的未来事件，但目前的事实不充分且不可知。其他时候，担忧会集中在过去的真实事件及想象中可能发生的可怕后果上。

无益的担忧不仅无法解决问题，还会带来痛苦。举例来说：我担心明年12月朋友结婚的时候可能会下雪。我害怕在雪地里开车。万一我不能到达那里怎么办？万一附近没人来接我怎么办？万一我让朋友失望怎么办？我现在应该告诉她，我可能因为下雪而不去吗？这样说会让她生气吗？我现在应该买四轮驱动的汽车吗？无益的担忧一个接一个，源源不断……

错误信念五：担忧是在保护自己。这可以用两种不同的方式来看待：万一发生坏事，担忧通过让我"做好准备"来保护自己；担忧保护我免受坏事发生的影响，这也可以被称为"魔法思维"。

你可能相信，担忧提供了一种预备性的情感支持，好像突发的坏消息会比你已经提前担忧的事情更难处理。一位患者认为她对母亲突然死亡的担忧很重要，因为她相信如果她提前练习悲伤，将有助于她继续生活下去。而当母亲最终去世时，她意识到预期想象不是感觉，当时经历的很多痛苦其实没有任何意义。这是一个误解：你担忧的事情会因为担忧而变得更容易。

担忧具有保护性的错觉源自一个事实，也就是大多数担忧的灾难都没有真正发生。我们生活中遇到的真正糟糕的事情，如各种意外事故、灾难性的疾病、金融灾难，几乎总是让人意想不到。尽管所有明确的证据都支持了截然相反的观点，但许多人仍然相信，担忧的行为会预防坏事发生，甚至有助于带来好事。

以下是一些常见的例子。焦虑的飞行员通常认为，他们应该保持清醒，关注飞机外部的状况，观察乘务员的异常行为，并对航行进行持续评估，好像这将有助于飞机飞行。入睡或看书在某种程度上感觉太危险了。其他例子包括不断与朋友"确认"，确保他们仍然想要和你做朋友（"我们的关系还好吗？"）；迷信行为，比如一定要穿上幸运衬衫去参加一个令人焦虑的活动；持续地担心4岁的孩子能否考上大学；每天检查记忆力，以防错过痴呆的早期症状。

错误信念六：吸引力法则。在一些新时代哲学中普遍存在一种信念，即相似的事物相互吸引（Scott 2020）。据说人们倾向于吸引相似的人，想法也会吸引相似的后果。这表明积极的想法会吸引积极的体验，而消极的想法会吸引消极的体验。许多人也相信"大自然中不存在真空"，因此你应该从生活中删除消极想法和"有害"的人，以便创造积极的空间。这是一种错误的信念，即消除消极想法或消极能量是控制现实世界中发生事情的一种方式，因此担忧的想法被认为是危险的，是必须要避免的。

这是一种被选择性记忆、坚定的信念和做一个好人的渴望逐步强化出来的魔法思维。不幸的是，对于容易产生预期性焦虑的人而言，这种信念体系很难恪守。对于那些坏事一发生就感到内疚的人而言，也无法遵循这一体系。而对他人宣扬这一信念，则可能使人愤慨。急切地驱赶消极想法反而会使它们反弹得更厉害。

　　错误信念七：突然出现的担忧是预警标志。正如我们在第 3 章中回顾的那样，"万一"思维的突然闯入伴随着警报的情绪反应而来。这使它们看起来很重要、有价值，并且需要关注。即使没有危险，大脑也会像有危险一样做出反应。预期性焦虑鼓励我们将这些突然出现的担忧视为警告、信号，或者窥见未来的某种方式，就好像担忧是预测性的。但没有什么比这更脱离真实情况。**担忧源于想象，而不是洞悉了未来的一切。**预期性焦虑并不能告诉我们将会发生什么。

　　一位女士告诉我，她突然想到：几个月前，她家的食品储藏室就可能已经暴露于新冠病毒环境中了，因为在新冠病毒肺炎疫情封城前，她仍然在进行采购。这个想法是如此令人不安和信服，以至于她无法休息，直到她把所有东西都扔掉并重新填满储藏室。另一位男士告诉我，他将"坏想法"与此刻正在接触的任何事物联系起来。当他突然想到年迈的母亲可能会在他穿袜子的时候死去时，他感觉袜子被污染了，就像一个"诅咒"。他觉得受到了预警，不得不去问候母亲以确保她没事，并扔掉了袜子。

> **划重点**：担忧源于想象，而不是洞悉了未来的一切。

疗愈性态度的转变

　　疗愈性态度的转变是康复的一个极其重要的组成部分。这是一种态度的改变——一种你与焦虑之间关系的改变。这种态度的转变有利于期待、接纳和允许焦虑情绪。这意味着改变你对焦虑的想法、感受、记忆及躯体感受的反应方式。我们要求你从根本上改变你与内心体验的关系。你正在努力接近那个能够以一种富有同情心、不带偏见的方式观察想法和感受的"你"，一个既不会被想象所欺负、压倒，也不会被自动战斗—逃跑—冻结反应激起的任何感觉所羞辱的"你"。由于努力是适得其反的，回避最终导致糟糕后果被强化，那么这种疗愈性的态度，即对这些观察到的体验让步和不采取行动，才是从预期性焦虑中康复的关键。

　　这一转变有三个基本组成部分，可以用三个词来概括："期待"、"接纳"和"允许"。**期待**预期性焦虑意味着理解生物机制和过去的经历使你变得敏感，你容易对恐惧的信号做出反应,想象也会随时被它们劫持。期待不是希望你不会变得焦虑,而是防止你在焦虑发生时,感到无措和失望。否认、把头埋在沙子里,或任何其他形式的回避都与疗愈性的态度背道而驰。**接纳**预期性焦虑就是承认你很容易受到回避的推动,并努力做到认可这些感受,而不会感到后悔、怨恨、羞耻、愤怒或指责。接纳焦虑包括愿意去体验它。最后,**允许**焦虑是不行动和疗愈性让步的过程,这将在第8章中详细讨论(请不要跳过此章马上阅读,最好从头至尾按顺序阅读)。这意味着要注意焦虑及其对回避的推动,但就让焦虑在那里,并在焦虑时尽可能注意当下正在发生的事情。允许是对如何做而不是做什么的声明。

我们再怎么强调也不过分,即疗愈性的态度不是消除焦虑的技巧。请记住,任何消除焦虑的尝试都无济于事。你会在不经意间与感觉做斗争,导致适得其反的努力,以及伴随着这种斗争而产生的不耐烦感和紧迫感。

那么,当我们谈论态度转变而不是技巧时,意味着什么?它意味着当观察和体验焦虑的想法和躯体感觉时,你要采取的立场或方式。这不是为了让焦虑消失。这是不带任何目的性的,就像坐在海滩上看海浪,你不会希望或试图让任何海浪变得不同、更快或更大。这是关于保持事物原样的同时,让时间静静流逝的态度。

> **划重点**:康复的关键在于改变你对自身想法、感受、记忆、躯体感觉和想象的态度。

清晰地了解这个过程的最好方法是引入"头脑中的声音",当你在努力克服预期性焦虑和长期犹豫不决时,它们之间的互动说明了你的挑战和机遇。

头脑中的声音

如果注意脑海中闪烁的想法,你会发现脑海里有很多相互对话的"声音"。值得注意的是(有时令人困惑!),我们经常对一件事同时产生各种各样的想法和感受。让我们看看这些声音中的两种是如何建立并增强预期性焦虑和长期犹豫不决的。在前两本书中,我们介绍了三个角色,这些角色代表了常见的内心声音。预期性焦虑及其搭档长期犹豫不决都通过其中两个声音之间的相互作用而建立、维持和增强。我们称这些声音为担忧的声音和无效的安慰。第三种声音，我们称之为智慧心念，在不评判的状态下进行觉察，提供了元认知的视角，并指出了克服恐惧回避的道路。

担忧的声音

担忧的声音是预期性焦虑的声音。担忧的声音会引发怀疑，就像"万一"思维和"是的，但是……"。它使你感到焦虑和想要回避。担忧的声音是惊恐的、过度活跃的想象所发出的声音。它表达了恐惧、怀疑和不安全感，具有持久性和创造性。而且，很重要的是，担忧的声音具有非常不寻常的记忆。如果你遇到某件事100次，其中99次都没有问题，但有一次犯错或让你感觉很糟糕，那么猜猜在担忧的声音记忆中印象最深刻的经历是什么？是的，就是出错的那一次。担忧的声音会尽力不让你忘记！担忧的声音也遵循全或无原则。要么是好，要么就是糟糕；要么是灾难性的，要么就是完美的。担忧的声音想要获得对确定性、安全性和清晰性的绝对保证，希望得到有关那些指向未来无法回答的问题的答案。

无效的安慰

无效的安慰想要让担忧的声音安静下来，也就是回避的声音。无效的安慰的唯一目的是消除担忧的声音所表达出的焦虑。它非常害怕担忧的声音所说的恐惧和勃然大怒，以至于它不断地试图与之争论、忽略、安抚、回避、分散，并使担忧的声音变得更小。每当担忧的声音有恐惧的想法时，无效的安慰就会出现，并试图使恐惧消失。无效的安慰真的相信自己是有帮助的，它提出尝试各种"应对工具"，提供理性的论点，或遵循积极想法的一些建议。它为无法回答的问题提供了"答案"。无效的安慰还想出了一些创造性的方法来避免风险，或者提供站不住脚的安慰，我们通常称之为"空洞的安慰"。

　　但问题来了：无论无效的安慰辩解得多么巧妙，担忧的声音总是会卷土重来，并加剧忧虑。担忧的声音和无效的安慰之间的持续交流只会提高担忧的声音所带来的预期性焦虑水平。即使无效的安慰能够提供暂时的缓解，最终也会事与愿违。

　　如果你是强迫症患者，你将会发现担忧的声音就是唤醒焦虑的强迫思维，无效的安慰就是使你焦虑短暂下降的强迫行为。

> **划重点**：担忧的声音是预期性焦虑的声音；无效的安慰是回避的声音。

　　让我们看看在通常会引起焦虑的情境中，与其作斗争时，担忧的声音和无效的安慰是如何相互作用，下面以一个工作场景为例。

担忧的声音：我才想起来我要在下次员工大会上进行汇报，我害怕极了。

无效的安慰：不是下周才开会嘛？别急，你有足够的时间准备。我相信你会做得很好。

担忧的声音：我准备得好不好不重要，我只知道我这周都会因为焦虑而痛苦不堪。我可能会睡不着，这会让情况变得更糟。

无效的安慰：那也没关系，你可以在前一天晚上吃安眠药。而且，只是视频会议，不是吗？所以即使手在颤抖，他们也看不到你有多紧张。

担忧的声音：但是，如果我直接念稿子的话，我就不能看着摄像头，这样看起来就会很奇怪。

无效的安慰：好吧，但只有5分钟而已，也许你可以试着把它背下来。

担忧的声音：不，我做不到。我会很着急，那我肯定会忘词。我会非常尴尬的，我已经感到尴尬了。我是怎么回事？我没有信心，我真是个失败者。

无效的安慰：看，现在你又开始上纲上线。这种情况总是会发生。你为什么不放松点，别再想了。你不是一直喜欢看喜剧吗，现在去网飞（Netflix）上看一部好的喜剧吧。

担忧的声音：当有这样的感觉时，我根本无法集中注意力看剧。你一点忙都帮不上。我到底怎么才能摆脱这一切呢？

首先，让我们指出，阅读这段对话时读者处于元认知的立场。你是从"退后一步"的角度观察头脑中的声音。并且，你在多大程度上认同这段对话（即使内容可能与自己的内心对话不太一致），代表着你多大程度上处于元认知视角。

你可以看到这种担忧的声音和无效的安慰之间的对话似乎永远不会结束。无效的安慰尝试使担忧的声音保持沉默，但却不管用。事实上，它促使担忧的声音提出更多的理由，来证明自己为什么应该保持焦虑。

这种担忧的声音和无效的安慰之间的对话说明了一个基本原则，即试图通过这种方式安慰自己来避免焦虑情绪几乎总是无效的。这就是为什么我们称之为无效的安慰。无效的安慰通常提供典型的"应对技巧"，例如分析、尝试制定逃跑计划，或预先准备一套剧本、空洞的安慰，以及体验性或行为性的回避策略。这些策略只能维持片刻的轻松，但那片刻的轻松会成为新的引擎，为担忧的声音提供了又一轮的动力。

我们想做一个区分：我们都有过让自己反复确认某事的经历（"是的，我的确记得锁过门。加油，我以前能做到的，现在也能做到！万一我买了一些可能想退货的东西怎么办呢？"），然后立即感觉好些，继续行动。在这些情况下，重新确认是有效的。然而，随着预期性焦虑的增加，反复尝试自我安慰，试图解决疑虑和犹豫不决的问题，或者试图摆脱担忧，似乎都变成了不断升级的内心争论漩涡。

请记住，重要的不是担忧想法的内容，而是随着时间的流逝，它的表现形式和给你带来的感受。担忧的想法重复出现并让你感觉糟透了。担忧的声音和无效的安慰之间的对话在预期灾难的背景下反复缠结。**这种缠结，而不是内容本身，才是问题所在。**能够远离内容，退后一步，并关注过程才是智慧心念做出的元认知转变。

> **划重点：重复的自我安慰（无效的安慰）几乎总是会导致预期性焦虑加重。**

智慧心念

智慧心念是打断担忧的声音和无效的安慰之间不断升级和维持焦虑对话的唯一出路。我们都有智慧心念，但对高焦虑敏感性的人来说，他们往往会忽略自己的智慧心念，需要一些练习才能找到内心的声音并仔细倾听它们。

　　智慧心念是不带任何修饰、来自良好判断力的声音。即使感到怀疑和担忧，你也可以意识到智慧心念。智慧心念可以容忍可接受的风险，并评估现实世界中的情况。它不会与无益的闯入性思维和想象纠缠在一起，而且可以在不进行反复确认的情况下做到这一点。它是一个观察者，对其他内部声音、外部世界和相应的现实进行正念式的冷静观察。它知道怀疑是人类思想的自然产物，对健康、安全和成功的绝对保障是不可能存在的。当听到错误警报时，它会识别出来。重要的是，它不会评判或压制其他声音，也从不具有批判性。正是这种声音，通过退后一步，以及拒绝陷入思想斗争的纠缠，中止了毫无益处且螺旋式增长的预期性焦虑，并帮助你在可能感到陷入困境的时候脱身。

　　智慧心念本身不会消除预期性焦虑和长期犹豫不决。它也并不是在试图减轻焦虑或疑虑，而是帮助你减少与焦虑相关的争论和错误行为。这是需要被强调的一点。智慧心念是对于转向疗愈性的态度并停止挣扎的提醒。当你注意到智慧心念时，就会让其他声音逐渐且自然地失去力量，让它们不再欺负你，强迫你回避想做的行为。

> **划重点**：智慧心念可以为你指明正确的方向，克服预期性焦虑和长期犹豫不决，但智慧心念本身并不能消除它们。

　　让我们回到担忧的声音和无效的安慰对话的最后一部分，看看智慧心念是如何注入好的判断力。

　　无效的安慰：看，现在你又开始上纲上线。这种情况总是会发生。你为什么不放松点，别再想了。你不是一直喜欢看喜剧吗，现在去网飞上看一部好的喜剧吧。

　　担忧的声音：当有这样的感觉时，我根本无法集中注意力看剧。你一点忙都帮不上。我到底怎么才能摆脱这一切呢？

　　接下来，让我们看看当智慧心念介入会发生什么？

智慧心念：我能察觉出这段对话正在增加你的焦虑。

无效的安慰：我正在想办法帮忙。我不想让担忧的声音变得那么可怕，我必须想出一些办法来减轻痛苦。

智慧心念：我看得出来，但我也能看出你的努力似乎不起作用。

担忧的声音：是的！没有办法行得通，我的汇报将是一场灾难。

智慧心念：你正在努力对抗预期性焦虑。但焦虑不会带来危险，只会令人痛苦。请记住，预期的想象无法告诉你实际上会发生什么。这也不是一道必须回避的紧急指令。你们俩都陷入了这样一种错误信念，即必须放松、做好准备或改变自己的感受，否则就会失败。焦虑思维可能对你影响很大，但它们仍然只是来自想象。试图解决一个由"担忧的声音"所编造的故事是没有任何帮助的。

担忧的声音：但万一我的预期性焦虑是对的呢？

智慧心念：你现在努力着让自己感觉舒服的方式只会适得其反。当你感到这么痛苦的时候，很难看到这种空洞的保证和制定逃跑计划只会助长疑虑。实际上，**期待**、**接纳**和**允许**不舒服的感觉比努力消除这些感觉更容易。将你的态度转变为具有同情的观察，而不是固执己见，你就能够在心存疑问的同时继续前进。

担忧的声音和无效的安慰（一起）：你是在告诉我们不要想这些了，对吧？

智慧心念：是的。把你的注意力集中在当下，在现实中，你其实根本没有陷入麻烦；没必要相信这个可怕的故事。让不舒服的感觉成为现实，然后带狗出去散步。在过去的 15 分钟里，它一直在挠门。

　　强迫症专家迈克尔·格林伯格（Michael Greenberg）（2021）描述了同一段对话的另一种观点。担忧的声音问道："万一威胁是真实的，而你忽略了它怎么办？你要为这样一场灾难付出代价。"无效的安慰接着追问："万一威胁不是真实的，但你认真对待了它怎么办？你会遭受不必要的痛苦。"每个人都从自己的角度进行辩论。担忧的声音担忧漏报，所以即使威胁不大，它也会感到不得不担忧。

而无效的安慰一直在争辩说：担忧的声音正遭受误报的困扰，它应该感到安心并放松一下。

格林伯格指出，这段对话（也就是我们所呈现担忧的声音和无效的安慰之间的讲话）可以被视为控方与被告之间的法庭之战。担忧的声音是检察官，他想确保所有威胁都得到重视，甚至会夸大它们，以做出最好的指控。无效的安慰是被告的辩护，试图最大限度地对检察官提出的任何指控进行辩护。

在这个比喻中，无论是担忧的声音（控方），还是无效的安慰（被告），都没有涉及法官和陪审团的观点。而这就是智慧心念的角色，它可以从争论中退后一步，并意识到（就像法官和陪审团一样）不确定性没有办法消除，但仍然必须做出有罪或无罪的判断（承诺采取行动或不采取行动）。智慧心念可以识别什么是创造性想象的产物，而不是此时此地的事实。它知道什么是良好判断力所做出的最佳猜想决定。它是基于大概率，而不是可能性，也不是完全的确定，但**绝不会完全站不住脚**。

自我剖析

　　选择一个现在生活中预期性焦虑的例子，试着给内心对话的声音分配角色。看看你是否能看到它们是如何相互影响，使焦虑升级。观察它们交互的过程，而不是内容。试着和你的智慧心念交流，并尝试退后一步。

总结

向疗愈性态度的转变是如此重要，因此我们将再次回顾其中的基本要素。我们已经指出，你以往试图应对预期性焦虑和长期犹豫不决的方法是行不通的。更有甚者，这些方法会增加你被想象劫持的可能性。然而，当你将意识转变为不评判的元认知视角时，就可以将自己从想象的可怕内容中解脱出来，并观察让焦虑持续存在的过程。疗愈性的态度是放弃抵抗："等等，你不要试图去抗争，这只会使情况变得更糟。你正在被想象打败。"在这里，良好判断力会以智慧心念的形式进入，并带着这样的观点说："这些选择都是有价值的。你可能会感到焦虑，但延迟和回避只会让你陷入困境。相反，朝着那些不舒服的感觉前进，去拥抱它们，并向它们让步，是逃出焦虑陷阱的唯一方法。"体现这种态度的三个词是"期望""接纳"和"允许"。

在下一章中，我们将探讨如何实现这一转变并向前迈进。

第 8 章

让步和承诺：
回避的解药

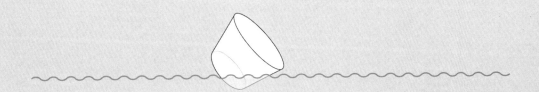

在前面的章节中，我们介绍了预期性焦虑和长期犹豫不决，向你展示了它们的各种表现形式，并解释了大脑和身体如何被想象所劫持。我们讨论了焦虑敏感性、黏性思维、适得其反的努力和负强化等重要概念。理解这些概念，了解如何将这些概念用于应对预期性焦虑，就可以让你开始识别想象何时占据主导地位，并停止做那些焦虑时使你寸步难行的事情。在第7章中，我们介绍了两个基本概念：元认知视角，可以使你从想法中解脱出来；疗愈性的态度，可以用"期望"、"接纳"和"允许"来概括。

> **重要提醒**：对于许多饱受疾病折磨的人来说，有一种诱惑是直接跳过自助书籍的"描述性"部分并立即转向"做什么"的章节。如果你已经从这里开始阅读，我们希望你回到本书的开头。如果没有前面几章详细的内容阐述做基础，接下来的章节将不会那么有帮助。

对于所有形式的焦虑，暴露是一种积极的、有疗愈性的、重新构建大脑的成分。为了获得信心并从经验中学习，你将在感到焦虑的时候做出决定并向前迈进。克服预期性焦虑包括将自己置于至少会引发一些焦虑的情境中，并在每一次暴露中，学习如何处理这些经历。同时，你也将学会与疗愈性的态度保持对话，从元认知的视角观察担忧的声音和无效的安慰之间的对话是如何让你误入歧途。

如果你正在读这本书，可能曾试图克服预期性焦虑，但过去做出的努力并未如你所愿般有效。那么，为什么这次会有所不同呢？为什么你要再次让自己经历走向焦虑的痛苦？答案是，虽然你过去可能非常努力，你的努力甚至很可能是英勇的，但其方向可能是错的。**你自己本身、你的努力或力量都没有问题，但方法很可能存在很大的问题。**

> **划重点**：不是你的问题，而是你过去采取的方法和态度有问题。

这种新方法更有效、持久，能给你带来改变回避和犹豫不决模式的最佳机会。你已经明白，当试图应对焦虑时，过去的努力是适得其反的。从长远来看，行为和体验回避都会增强焦虑。所以，让我们继续讨论如何将这种观点和态度应用在体验预期想象上，强调避免内心焦虑的对话所造成的迂回。然后，我们将探讨承诺在暴露中所起的作用：在承诺中进行暴露会事半功倍。没有改变视角和态度的暴露往往是被迫的、痛苦的，通常会适得其反。

康复，从视角和态度的转变开始

想要康复首先要承诺做到的是：注意什么时候"万一"思维被想象放大，并发展成一个引发焦虑的故事，以及不由自主地对那个故事做出反应的过程。举例来说，如果你计划在下周面对一场挑战，"担忧的声音"突然出现说道："万一我搞砸了怎么办？"元认知视角会让你说："我注意到自己对这个想法有了焦虑的反应。"创造性想象力极大地吸引着你，使你继续完成这个故事，并在你拓宽想象力，创造可能的情境时，以更大的焦虑情绪做出反应。这种拓宽想象的拉力可能让人难以抵抗。

这就是开始远离良好的判断力和智慧心念，并进入到想象世界的时候。请记住，基于事实的现实是："我明天要迎接挑战，对此我感到焦虑。"只有这些是事实。你想象的世界编造了一个我们称之为"预期想象"的故事，创造了预期性焦虑的幽灵。

承诺包含了内心体验里两个部分的转变：视角的转变和态度的转变。

视角的转变有两方面：

1. 对情绪采取放手观察的方法
2. 珍惜当下

态度的转变有三个部分：

1. 不评判的，自我关怀的立场
2. 自愿自主：学习迎接焦虑的过程，而非逃离
3. 疗愈性让步

接下来，我们将仔细研究改变内在体验关系的这五个组成部分。

观察但不要触碰

观察和标识焦虑的想法，是阻止你被想象劫持的一个重要步骤。这是向元认知视角转变的第一步。让我们假设你明天开车经过一座桥，想道："万一我惊恐发作，失控冲出了桥面怎么办？"你可以这样去觉察你的想法："我有一个焦虑的想法，我感到了恐惧，心脏在快速跳动。"

> **划重点 ：** 不要带着改变或纠缠的目的进行观察。

你可能已经意识到，我们并没有要求你去解决想法的**内容**。你只需要注意到它们正在增加（或降低）焦虑，在担忧思维里，这些想法似乎一直在重复。这是一个与意识过程而非内容保持联系的例子。

预期性焦虑是在生活中不论做什么都会让事件变得更糟的时刻之一。你做得越少就越有帮助，什么都不做才是最好的选择。观察你的内在体验、焦虑感受、躯体感觉，以及对过去的记忆，但不要纠缠其中。这种不纠缠的观点很容易被误解，所以让我们更仔细地来看这个过程。

如果担忧的声音说，"万一我坐火车时惊恐发作怎么办？"与想法的接触意味着对该想法做出某种回应。如果紧接着去想，"不要担心，不会那么糟糕"（无效的安慰），就是在回应这个想法，让自己放心，无意中强化了最初的假设想法。相反，一个不纠缠的智慧心念观点可能会说："我正在产生一个让我焦虑的想法。"这种方法让你意识到你的想法和自动产生的焦虑，但不会与想法、焦虑缠结在一起，从根源上阻止了警报系统的升级。

如果对自己说："哦，不，我记得上次坐火车的时候，经历了可怕的惊恐发作，毁了我一整天。万一这件事再次发生呢？"一个不理会的反应是，注意到过往的记忆触发了现在的预期性焦虑。

在之前的章节中，我们描述了三个概念：（1）适得其反的努力，（2）回避导致的焦虑强化，以及（3）努力平息焦虑反而会导致更多焦虑的事实。当你回应思维内容时，几乎不可能不涉及怀疑和担忧。这就是为什么要专注于仅仅观察正在发生的，而不是解决那些看似是"麻烦"或"问题"的部分。

有一个关于正念普遍存在的误解需要澄清：正念觉察无效的安慰的反刍是无用的。当你只是正念地跟随无效的安慰和担忧的声音之间的对话（"我觉察到我正在设计一个逃跑计划；我觉察到担忧的声音提出了回避的观点；我觉察到我正试图让担忧的声音放松"），一定不会有任何作用。不要提供任何无效的安慰才是有帮助的；并且，需要你回到当下时刻，从内心的对话中抽离出来，就如觉察中的智慧心念提醒你的那样。

划重点：不提供任何无效的安慰才是最有帮助的。

同样地，仅仅觉察感受："我焦虑、我厌恶、我羞愧"，就是本章的核心内容。它不是像一些人建议的那样"正念地"思考、沉思、争论、冥想，或以任何方式探索这些感受。此时此刻，询问为什么是没有用的。只需退后一步，并保持觉察。简单地、不带任何目的地观察此刻正在发生的就可以了。

划重点：当你感到焦虑的时候，打破沙锅问到底的方式几乎是永远不会有帮助的。

希望仅凭正念就能带来期待的改变也是一种误解。向正念觉察的元认知转变才是改变的先决条件，而正念本身不会带来改变。

担忧的声音：我无法忍受孩子可能会生病这个想法。

无效的安慰：他是个健康的小宝宝，没有什么需要担心的。

担忧的声音：但你不能保证他永远都会安好。我想象我没能保护好他，然后他死了，之后我就再也无法从这件事中恢复过来。

无效的安慰：也许，你可以每天祈祷以确保他健康，那可能会让你感觉好受些。你为什么到现在还会有这样的想法？

智慧心念：不如只是承认你有一个痛苦的想法。思考这个想法或如何处理它没有任何好处，随它去就好了。

珍惜当下

焦虑指向未来。无论焦虑是由奇怪的躯体感觉、可怕的想法或恐惧的记忆引发的，想象假设性未来的过程会让警报系统保持运转，并将暂时的情绪蔓延转变为持续的预期性焦虑。大多数焦虑的人都会惊讶地发现他们花在当下的时间是如此之少。

当你注意到自己被困在想象中的未来时，把注意力放在"现在"而不是"可能发生什么"上：这意味着温柔地把自己从担忧的声音中解救出来，回到当前实际所处的现实中去。当我们焦虑的时候，是高度警觉的，这在无意中训练了大脑在此情况下警惕危险。回到当下最有效的方法是离开思考的舞台，转而关注感官，比如看书时背景的声音、坐着时双腿的感觉和手中纸张的质地（或电子阅读器的感觉）。觉察感官体验在每时每刻发生的变化。现在，就在这一刻，现实中没有什么不好的事情正发生在你身上，也没有外来的紧迫感。当你转而关注现在所看到、听到和感觉到的事物时，你对未来的想法就会渐渐消散。你什么都不必做，只是去感受。修改一下披头士的歌词："顺其自然吧，顺其自然，（没有必要去回答），随它去吧！"

还需要注意一个容易混淆的差异。那就是当你从"万一……会……"转向"……是……"时，涉及意图和注意力的双重转变。目的是温和地将注意力转移回当下，而不是为了试图压制、驱逐或忽视令人担忧的想法，让它们消失。相反，当你意识到这些想象预期时，只需转向目前的感官体验。**这就是不带意图的注意力的转移。**

> **划重点：关注"……是……"，而不是"万一……会……"。**

当我们澄清"万一……会……"和"……是……"之间的区别时，很显然思考某件事是离开当下的决定性因素：这个问题是由富有想象力的、可怕的想法引发的。简而言之，**预期性焦虑就是因为过多的思考导致的，而过多的思考不能用**

更多的思考来解决。当你注意到自己与内心担忧的声音和无效的安慰对话互动时，智慧心念会鼓励你离开争论，并温和地回到当下。当回避似乎是最好的选择时，当你陷入困境而感到沮丧时，当你为了逃离这个场景而与自己辩论时，或者当你忙于编造关于潜在灾难的故事时，承诺从想法中退后一步，回到并珍惜当下。这是一个非常简单的建议。你会注意到，如果静待一段时间，让自己意识到此时此刻并没有真正的紧急情况，你过度活跃的警报系统就会趋于平静。

> **划重点**：过多的思考不能用更多的思考来解决。

你很难一边沉浸在想象中，一边关注当下的感觉。这是因为大脑中的感觉通路和想象通路是不同的环路。尽管感官信息并不会妨碍或阻止你创作有新意的关于未来的故事，但退后一步，将感官焦点纳入当下的体验（呼吸的温度、听到的声音、感觉到的指关节皱纹、椅子对背部的压力等），可以打断继续思考、扩展、阐述及回应焦虑想象的强迫性欲望。

担忧的声音：这顿饭让我想起下周要请客。成为东道主使我焦虑，我得安排吃什么，要做饭、打扫整个公寓，还要确保每个人都玩得开心。

无效的安慰：没什么好担心的，你过去一直做得很好！

担忧的声音：但最近日程很满，我也担心我做饭没以前好吃了。

无效的安慰：你可以订餐，再准备一些游戏给客人玩就好了。

担忧的声音：那行不通。大家希望我做饭，玩游戏也太傻了，我该怎么办？这一个星期我可能都会睡不着了。我现在就这么恐慌了，到时候怎么让客人玩得开心呢？

无效的安慰：你可以告诉大家，你偏头痛发作了。

担忧的声音：我受不了自己。

智慧心念：从这里我可以看到，你们都在忙着解决一个根本没有发生只存在于脑海中的问题。每个建议都是某种回避，会让事情变得更糟。不如放慢速度，关注你正在吃的饭菜味道，而不是想象灾难性的被烧煳的饭菜。那个意大利面酱味道淡了点，可以加点盐。

我们当然也要明白，没有人能一直完全活在当下。我们都必须计划好我们的一天，如让孩子们准备好上学，提前预约医生，打车出行等，还要为旅行做准备，并找到足够的时间购物、做饭，也许还要去健身房健身。有个说法是，完全活在当下对于金毛幼犬来说是美好的生活，但对于成年人类来说却不是那么美好！尽管如此，几乎每个人都可以让计划日程和关注当下在日常生活中各据一席之地。

不评判的自我关怀

保持不评判是态度转变的重要组成部分。这有时会让患者感到困惑。对这个问题最常见的反应是："我需要对自己苛刻。正是自律和自我控制让我撑下来，使我免于崩溃！"

坚持不评判的态度不代表在学习克服预期性焦虑的过程时，变得马虎或缺乏纪律。而是以关怀的态度观察你对触发事件的反应方式和自动进行自我评判的方式。这并不是指要采取任何不同的行动，而是要求你改变**在内心**评判行为和反应的方式。具体来说，自我关怀并不是允许自己在感到焦虑或痛苦时回避，也不是关于如何"让自己摆脱困境"，而是对痛苦或担忧保持善意，并在面对怀疑和恐惧时给自己勇气和力量。**不评判的自我关怀始终把关注的焦点放在你自己本身，而不是你能做什么。**

当你没能注意到一个焦虑的想法，并被焦虑的内容困住，或者陷入循环的内心对话时，请从这些对话、内容中离开，不要自责或进行苛刻的自我批评。当你发现用旧的、无效的方式来应对焦虑时，也要保持不评判。尽可能地对自己有耐心。这是需要练习的。

我们坚信自律和自我关怀是可以共存的。你可以竭尽所能努力工作，甚至是完全投入；但当发现没有实现目标时（不是如果，而是真正发生时），你仍然可以对自己温和。当你在这些情况下无法对自己温和时，注意到这一点，温和地将自己带回到不带评判的当下，并继续前进。

自愿自主

自愿自主是直面产生焦虑的事件和决定，而不是渴望回避它们的态度。承诺拥有这样的态度基于一种信念，即痛苦和不舒适并不是真正的危险，在通往康复的道路上穿过它们，而不是绕过它们。自愿自主是允许身心体验焦虑，无论它们是无害的躯体感觉唤醒，还是叮当作响的假警报，或是不断涌现的恐怖想象。自愿自主也是心甘情愿地专注于此刻拥有的体验，这样你就可以重新整合大脑，而不是试图忽略这些体验。这是长期的收益，不是短时的放松。

自愿自主的态度与咬紧牙关（屏住呼吸、渴望回避、握紧双拳、度日如年）相反。它会撤回你用于控制感受的努力，仅仅观察正在发生的。自愿自主需要了解焦虑是如何被触发和维持的。为了长期减少焦虑通常需要你愿意在短期内接纳更大的痛苦。

自愿自主不是一种自然的立场。逃避或回避感知到的危险是人的天性。你需要投入到对康复的承诺中，才能主动地接近令你害怕的东西。而一旦你采取自愿自主的态度，就会发现它是如何运作的。在自愿允许的情况下，惊恐发作的可能性就要小得多，因为你放弃了典型的过度控制。当你不是时刻都在为突然到来的打击做准备时，反应就会更灵活，改变也将由此发生。

一位长期恐高的患者，通过以下方式来表达自愿自主的承诺。每当有人邀请她在高楼顶端见面、喝一杯或欣赏风景时，她总是回答"好的"。她有时评论道："嗯，这是一种观点，但我不确定有多喜欢它，可它确实让生活变得容易起来了。"

划重点：为了长期减少焦虑通常需要人们主动在短期内接受更大的痛苦。

担忧的声音：我想拜访祖母，但是她住在37楼，我绝不再爬一次那么高的楼，上次差点把我弄出心脏病来了。

无效的安慰：你为什么不坐电梯呢？电梯里都有紧急呼救按钮的。

担忧的声音：我上次就是在电梯里惊恐发作了，那给心脏带来了过多压力。

无效的安慰：我知道你能做到。闭上眼睛数到100，你很快就会到的。或者，可以让保安和你一起上去？你知道医生说你没有心脏问题的。

担忧的声音：万一电梯坏掉了怎么办？而且，即使我到了祖母那里，我也会一直处于被吓坏的状态，因为我之后不得不又坐一次电梯。这一点也不划算。

无效的安慰：我知道你什么意思了。也许，和祖母视频通话会是一个好的替代方案。

担忧的声音：这样的话，她会对我非常失望。她已经81岁了，都能坐电梯，这会让我感觉很坏。

无效的安慰：你是一个好人，这不是你的错。就别去了吧，她会原谅你的。

智慧心念：看看你是如何让预期性焦虑支配生活的？你的错误信念，即惊恐发作是无法忍受的，正在剥夺你去探望祖母的愉悦。你越想办法去回避焦虑，就会越沮丧。承诺多做几次短时间的乘坐电梯练习来忍受焦虑怎么样？然后，你就会更愿意去感受焦虑了。你也可以希望恐慌发作，这样就可以练习如何让身体随着时间的流逝自行放松下来。还记得"期待"、"接纳"和"允许"吗？身体的错误警报的确让人不愉快，但你应该让它自由表达。

疗愈性让步

当我们告诉患者康复之路在于让步的态度时，他们会带着惊讶和失望说，"什么？所以康复的关键是让步？我将不得不永远忍受这种焦虑，并且永远无法克服它吗？你为什么不能给我些更好的应对技巧呢？"我们回答说："你刚刚说的一切和让步没有关系。但是，当你意识到大部分痛苦来自对抗焦虑的尝试，并且回避会干扰建立新的神经通路时，会发现最有效的前进方法就是改变你与焦虑的关系，让它不再主宰生活或告诉你该做什么。"这就是疗愈性让步的态度，是改变你与内心体验的关系所必需的态度转变的三个组成部分之一。这是一种比任何应对技巧都更深刻，更能带来持久改变的态度。

简单来说，疗愈性让步就意味着放弃斗争。正是这种斗争创造了适得其反的努力和严重的回避措施，并让你陷入不断升级的"担忧的声音"和"无效的安慰"的对话中。想象一下，你正与焦虑进行一场拔河比赛。它的力气很大一直拉你向前，然后，你用尽全身的力气，想试图把它拉回中间。但是，游戏永远不会结束，没有人能赢，因为你们势均力敌。斗争是永恒的。但如果你现在退后一步，想象一下：就在对手拉得最用劲的时候，你扔下绳索，拒绝比赛，焦虑就会向后翻滚，重重跌倒在地（Harris 2017）。**疗愈性让步就是拒绝玩焦虑的游戏。**

这意味着要与智慧心念保持密切联系，它能够拒绝玩焦虑游戏，不被想象力所劫持，并远离关于灾难性结果的虚假叙述。疗愈性让步的态度让你与良好判断力保持交流，令你不再认同灾难性思维和想象中的危险，拒绝将怀疑视为事实或预测，使你更容易做出继续前进的承诺。这也让你有能力去迎接挑战，使大脑和身体在面对挑战时没那么敏感。

疗愈性让步意味着放弃控制，相信你能处理任何发生的想法、躯体感觉和感受，并让身心随着时间的推移自然地恢复正常。让步需要信念的飞跃，即你承诺做出一个决定或采取一个行动，但不能保证这个决定或行动会顺利进行。然而，让步阻止了焦虑的升级，因为你正在退出斗争。

试想，你正在驾驶一辆奇怪的只装有油门但没有刹车的汽车。你正在沙漠中的平坦道路上超速行驶，并决定要停下来。你可能想去踩刹车，但却发现它不见了，然后惊慌失措地四处乱踩，却不小心反复踩到油门。你甚至可能已经偏离道路，导致更可怕的后果。另一种可能的情况是，你简单地让步：把脚从油门上移开，除了让时间流逝之外什么都不做，然后等待汽车慢慢用完油，停在沿途一个安全的地方。

以下是一个智慧心念介入并建议疗愈性让步的例子，因为担忧的声音和无效的安慰陷入了无休止的循环。

担忧的声音：我想买一辆混合动力汽车，但一直拿不定主意，到底哪一辆才是最好的。我把自己和周围的每个人都逼疯了。

无效的安慰：为什么你不看看这些车的评价呢？

担忧的声音：你不觉得我早就看了吗？但是，我不能完全相信这些评价，只有那些得到好处的人才会愿意去评价。

无效的安慰：那从汽车网站上去找一些客观的评价怎么样？

担忧的声音：每天都有新的评价出现。我正在关注这其中的 11 个评价，但他们的评价都不一样。

无效的安慰：那你为什么不延迟到明年，说不定那时他们能对某一款车型达成共识？

担忧的声音：又延到明年？我的车快要散架了。

无效的安慰：那就抛硬币决定吧。

担忧的声音：但如果选错或买得太贵，那我永远也不会忘记这件事。我会感到羞愧。

智慧心念：现在你们的对话无济于事，一遍又一遍地重复。你任由对后悔的预期和想象欺负你。你需要主动在这里做出一个不太完美的选择。你可能会有某种遗憾，但至少会有一辆车。做出选择，然后在你有时间重新考虑之前，通过线上或线下的形式付款，拿出信用卡直接签字。在那之后，可能会有许多感受冒出来，把他们赶出去，不做任何应对。

　　我们已经描述了学习处理预期性焦虑的新方法所必需的观点和态度转变，现在将向你展示如何在日常生活中运用它们。

舞蹈五部曲（DANCE）：疗愈性让步的五个步骤

　　有五个应用于视角和态度的步骤可以帮助你克服焦虑和长期犹豫不决。我们已经明确了所有的细节，现在将向你展示如何以不同的方式进行练习。这里有一个简单的方法来记住它：舞蹈五部曲（DANCE）。这是一个便捷的提醒，前进就是与焦虑温和共舞，而不是为了控制与之对抗。这是一个关于当你每一次在生活中遭遇预期性焦虑时，怎样自处的练习。

D（识别，discern）：将预期性焦虑**识别**为想象、记忆、敏感化或情绪的整合，让自己脱离纠缠。

A（接纳，accept）：主动**接纳**怀疑和不适。

N（不要，no）：**不要**对抗、回避、安慰或过度思考。

C（承诺，commit）：**承诺**继续行动或做出选择。

E（拥抱，embrace）：**拥抱**当下，让时间流逝。

DANCE可以同样有效地应用于预期性焦虑和长期犹豫不决。不要试图太严格地应用这些步骤。与它们共舞，而不要变成强求一致的进行曲！要允许必要时，对每个步骤进行灵活和流畅地使用。让我们仔细看看这些步骤中的每个部分。

D（识别）：将预期性焦虑识别为想象、记忆、敏感化或情绪的整合，让自己脱离纠缠。你会经历一个突如其来的想法、愿望或要采取行动的冲动。而几乎同时，你感受到情绪的快速蔓延，预期性焦虑开始了。你认识到这是一种熟悉的感觉。**这是你需要将画面放大到元认知视角的线索。**

这是生活模式的一部分，而不是指某一独特的事件。你可能会注意到一个令人不安的担忧想法，或者由想象所阐述的关于过去的可怕回忆。你可能会意识到情绪、最近的压力源或特定的触发事件都会导致痛苦。注意回避的拉力。当你在想象中编织一个关于未来的故事时，请注意焦虑是如何增加的。**识别并不是让你做任何事，而是正念觉察。**

A（接纳）：主动接纳怀疑和不适。期待、允许和接受是智慧心念给你的建议。疑虑的产生是自动的："这是正确的选择吗？如果错了，我能承担后果吗？万一我太焦虑了怎么办，也许我应该取消活动？"你感觉到了恼人的不确定性，你的身体会感到被激发的不适。这些都不是警告或预测。疑虑是没有影响现实的力量的，而你曾经也陷入过这种境地。

当你从一个不纠缠的角度看，即从远处看，提醒自己观察辨认出的过程，不要沉浸在这个挑战的细节中。现在问问自己，是否仍然与智慧心念保持交流，如果没有，你在什么时候失去了良好的判断力，被想象所劫持？**这就是将态度从抵抗转变为自愿自主。**

N（不要）：不要对抗、回避、安慰或过度思考。与不适的感受对抗可能是自然的反应，但你要知道努力往往适得其反，做得越少，练习就越有成效。同样地，回避、自我安慰和尝试计划如何应对也是自然产生的，但它们只在短时间内有效。对这个挑战细节的过度思考和反刍只会让你陷入更多循环的担忧。**这是让你顺其自然的提醒。**

C（承诺）：承诺继续行动或做出选择。在意识到焦虑的同时接受挑战：不要等待自信、合适的时机或确信的感觉。无论你感觉如何，哪怕只是很小一步，也要向前迈进。不要犹豫不决，也不要计划逃跑。不要被想象所欺骗，以为预期的痛苦是危险、脆弱或无法行动的信号。元认知视角和自愿自主的态度会使承诺成为可能，而摇摆不定和缺乏承诺会使情况更糟。**这提醒我们，做出坚定的承诺会让事情变得更好。**

E（拥抱）：拥抱当下，让时间流逝。当你朝着害怕的事情前进时，无论是做出选择，还是采取行动，把注意力从担忧的声音所发出的怀疑和"万一"思维与无效的安慰所发出的回避、对抗、安慰的努力上移开。转向当下的现实，去体验真实的世界。此刻，并没有任何紧急情况。这并不是试图消除预期性焦虑，而是当你允许时间自然流逝并让焦虑自行减少的自如状态。**这是让你温和地从思考转向躯体感觉的提醒。**

在日常生活中练习舞蹈五部曲

一旦你理解了DANCE，并尝试使用了几次，就到了练习的时候了。就像无法仅仅通过阅读就能学会跳舞一样，你必须在日常生活中练习这些步骤，直到它们变得自然。你需要抓住每一个机会来构建新的体验，并帮助大脑创建新的回路。不要挑三拣四，就从下一个在日常生活中自然发生的挑战开始练习。迎接每件需要做出选择的事情和新的活动，并把它们当作练习的机会。如果你做出这样的承诺，你的进步会让你大吃一惊。

> **划重点**：就像学习跳舞一样，学习DANCE也需要练习每个步骤。

　　如果有人要求你参加一个活动，你的情绪开始快速蔓延，这时你就要退后一步，进入正念觉察的状态，注意自己是如何创造可怕的想象，自愿自主地去学习，并且承诺参加活动，不管要回避的拉力有多大。如果你必须去看医生，请提醒自己记得上次就诊前度过的焦虑的一周，提醒自己这是一个了解接纳和允许焦虑并承诺在预约时间就诊的机会。如果你必须报税，请承诺一定抽时间去做，只检查一次填写的内容，就提交表格。然后，期待并允许有不由自主的怀疑所引起的情绪快速蔓延。让时间自然流逝。

　　如果你在两个工作机会之间犹豫不决，并且如果再不采取行动可能会同时失去两个工作机会，那么放下担忧的声音和无效的安慰之间的对话，从它们的斗争中退后一步，问问智慧心念。你可能早已知道该怎么做。如果你无法选择系哪条领带，请记住这与选哪条领带无关，而是与不确定性有关。快速地在床上放几条领带，然后闭上眼睛选到哪条就是哪条。

担忧的声音：如果我现在都这么焦虑，怎么能熬到下一周呢？我现在就得开始准备！

无效的安慰：我们之前都熬过来了。我们可以制定一个计划。如果需要的话，我们还可以回来。

智慧心念：这个问题的答案不是提供空洞的保证或回避，而是在没有保证的前提下，做出承诺并停止这场对抗。撤回控制，让时间自然流逝。你比你想象的要更强大，你可以做到的。

承诺进行有计划的暴露练习

到目前为止，我们已经强调，当你自然地面对选择或进行那些可能触发预期性焦虑的活动时，必须转变观点和态度。我们称这种练习为"非有意练习"，因为练习不是有意的，而是由生活中的各种选择和自然发生的情况决定。为了让康复持续下去，还有另一个步骤要采取：**故**意让自己面对选择或做出会产生焦虑的行为，但这些行为最好不要立即构成严峻挑战。你可能会问，如果没有必要，谁会故意让自己暴露在焦虑的痛苦中呢？因为这些经历是大脑学会减少焦虑的方式，所以越多越好。

如何练习有计划的暴露

暴露通常被称为"积极的治疗成分"。在过去，诸如"脱敏"、"习惯化"和"消退"等术语被用来描述这一过程的各个方面。现在，抑制学习理论解释了其最新的工作机制。该理论指出，以正确的态度重复暴露，会在大脑中产生新的抑制回路，最终这些新的通路会覆盖之前的自动焦虑通路（Craske et al.2014）。

但暴露并不会自动通往康复。如果操作不当，暴露会导致痛苦、绝望，甚至更加敏感。"只管去做"不是什么有用的建议。我们已经说明DANCE中需要在非有意暴露时练习的部分。DANCE也适用于有计划的暴露，也就是有意识地安排不会自发产生的暴露任务，创造额外的练习机会。当遵循具体的指导原则时，有计划的暴露才是最有效的。这些指导原则包括可控性、锁定正确的触发事件、避免回避、多样性及对治疗态度的承诺。让我们看看这些指导原则中的每一条。

暴露需要可控。你的目标是**把预期性焦虑看作是一种自始至终的错觉，并且朝着让你焦虑的东西前进，而不是远离它。**但主动体验不舒服的态度并不意味着你必须直接或仓促地投入到最让你害怕的事情上。当你推自己一把，可能会做得更好，**但不要强迫自己以至失去正念觉察自身痛苦能力的地步。**而另一方面，过于容易的决定或根本不会构成挑战的行为不会给你大脑带来学习经验。

> **划重点**：把预期性焦虑当作一种自始至终的错觉。

　　好的学习会使你强大：它让你有信心并增强对自我资源的认识，让你做更多符合价值观和对你来说重要的事情。无论你在进行过程中是否感到焦虑，这适用于任何选择或情况。在引发焦虑的事件中练习暴露，请记住一点，没有像"婴儿学步"这样的公式或任何严格的暴露等级。重要的是，选择一些紧要的事情，一些不会像想象的那样完全压倒你的挑战，一些自愿自主做的事情，允许任何想法、躯体感觉、感受和记忆的出现。

> **划重点**：最好的计划性暴露是仍然可以带着正念的自我觉察去做的最大限度的事情。

　　暴露必须锁定正确的触发事件。这似乎令人困惑。一般来说，触发事件不是特定的身体状况或活动。预期性焦虑是想象的产物，因此触发因素很可能是某个想法或画面。如果你在餐厅用餐时有过焦虑的经历，那么下一次预订就可能会触发这个想法："万一再次焦虑怎么办？"这才是触发因素，即担忧的想法，你需要瞄准的目标，不是餐厅，也不是在餐厅吃饭。安排下周去餐厅吃饭可能会引起预期的焦虑，包括担心的特定情况，不论是感到被困住、必须从菜单中做出选择、与特定的某个人一起吃饭，还是担心筋疲力尽。

　　确定暴露对象的一种方法是针对任何你想回避的事情。如果你想回避的是不确定的感觉，那么就去暴露于怀疑和也许之中。在你承认感到焦虑和不确定的同时，即使没有万全的保证，也要有意地选择实施一些有价值的行动，在不经过太多调查或深思熟虑的情况下做出选择。如果你想回避的是犯错的可能性，做点什么，然后就不要再检查你的工作了；如果你希望回避的是后悔，那么承认后悔可能会发生，然后无论如何也要做出决定；如果你想回避的是陷入困境的感觉，请针对陷入困境的感觉进行体验。如果预期性焦虑是关于你将无法处理恐惧的感觉，你会需要逃跑，但无法做到这一点，找到一种方法来体验陷入困境的感觉，无论是电梯、你家的壁橱、交通堵塞，还是社交"困境"，比如会议。

避免回避使暴露有效。这是 DANCE 中绝对必要的 N（不要回避）。有计划的暴露是有意地让自己感到预期性焦虑。一旦这样做了，你会不由自主地回避、讨价还价、自我安慰、争论及反刍。即使是轻微的体验回避也会破坏暴露。回头看看第 4 章中常见的明显和隐蔽的回避行为列表可能会有帮助。当你主动、有意地走向焦虑体验、对不确定性的意识和知道不会有绝对的保证，你会感受到一股想让事情变得更简单的冲动：你会开始分散注意力、限制自己、制定逃跑计划，或者其他任何过去用来处理这种情况的安全行为来应对。你甚至可能在之前的治疗或其他自助书籍中被教导使用其中一些行为作为"应对技巧"。这是因为它们确实会暂时降低焦虑水平。然而，我们现在知道，最终这些行为只会适得其反，充当负强化物，并且无助于建立长远且更为有益的新大脑回路。

多样性增加了有效性。通过安排在许多不同领域引发预期性焦虑的情境来挑战自己。对今天要做的和计划在下个月做的事情做出承诺。给预期被困住的感受、脆弱性或厌恶的程度进行等级划分。挑战想象力，编造不同类型的故事，但拒绝相信它们。故意唤起上周或 10 年前所做事情的记忆，这将有效地引发对其后果不确定性的焦虑。在不检查或不过度研究的情况下，做出不同类型的决定。这种多样性，涉及想象中的焦虑强度和计划未来的广度，会促进新大脑通路的产生（Sewart and Craske 2020）。

承诺坚持疗愈性的态度与暴露。如果态度错误，即使是坚如磐石的暴露承诺也可能无济于事。好的暴露不一定要是一场摔跤比赛，不一定非得试图做一些具有挑战性的事情，同时强迫自己不要怀疑，保持冷静，坚持"克服它"的态度；而是要自愿自主地面对焦虑的感受，并实施自我关怀。请记住，不要根据当时的感受进行暴露，而是根据你在计划练习时所承诺的内容进行暴露。

预期性焦虑会试图欺骗你，让你认为自己做不到。这就是为什么承诺有着令人难以置信的力量。

朝着康复"起舞"

当你有意识地去做导致焦虑的行动和决定时，重新审视每一个步骤，无论此时你注意到自己是在反抗、咬紧牙关、回避，还是陷入担忧的声音和无效的安慰之间反刍式的对话中。始终在内心对自己友善，坚定地向前迈进，同时主动允许心灵和身体出现预期性焦虑的不适感。温柔地提醒自己，在感到怀疑时要信守承诺；在拒绝玩焦虑的游戏时，要甘于让步。自由就在练习的彼岸。

自我剖析

在接下来的几天里观察生活，寻找在非有意练习中应用DANCE的机会。当回避的冲动出现时，选择迎接焦虑。随着你对我们描述的态度和观点转变越来越熟悉和理解，创造一些有计划的暴露情境来进一步练习并巩固所学。

总结

你正在获得一种知识和心态：将每个挑战视为更广大过程的一部分。如果你一直在与长期犹豫不决作斗争，那么你现在正在了解如何将做出选择作为日常生活的一部分。如果你正在遭受预期性焦虑带来的痛苦，那么你正在学习识别许多早已变得自动并且隐蔽（或不那么隐蔽）的回避。然后，你可以挑战自己，让这些回避消失。

　　预期性焦虑和长期犹豫不决都不必被视作是一系列与焦虑的内心斗争。大脑的深入学习，会促进视角的转变。DANCE 的步骤会变得更加自然，无论何时你感到焦虑或陷入困境，你与自己、身体和心灵的关系都将会自如地转变。

　　在下一章中，我们将回答在康复过程中出现的常见问题。

第 9 章

问题解决：
常见问题与解答

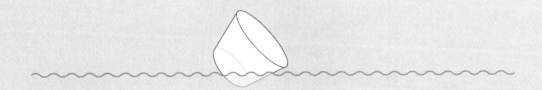

在本章中，我们将帮助你解决在康复道路上做出必要的态度、观点和行为转变时通常出现的一些困惑和挫折。可以预料的是，即使花费了大量的精力和努力，你也会陷入困境并发现自己陷入了旧的无益模式。你可能是带着最好的初衷去尝试的，但精力和努力很可能在不知不觉中用在了错误的方向上。

最重要的信息是自我关怀和耐心：改变身体和心灵的长期习惯需要时间、努力、重复练习，以及从错误中学习的能力。当你偏离方向的时候，恰恰是学习新东西的最佳时机。以下是我们收到的一些最常见的问题。

问题：当需要开车离开社区时，我有着强烈的预期性焦虑。我必须在前一天和丈夫做一次"演练"，才能确切地知道我将面临什么。即使这样，我前一天晚上还是睡不着。我怎样才能做得更好？你能给我一个逐步减少预期性焦虑的计划吗？

回答：你已经迈出了第一步，承认你现在处理预期性焦虑的方式不起作用。在你的提问中有一些线索。你想"确切地"知道将要面临的事情是可以理解的，但即使你进行演练，也无法建立这种确定性。当你前一天晚上躺在床上时，它仍旧不会让你停止进行"万一……"的想象。这里的关键不是要确切地了解将要面临的是什么，而是从一些小事入手，在当下建立灵活性和积极依赖自身资源的意愿。

以下的方法只是众多选项中的一个。你可以选择一个在社区之外的地方，做低风险的练习。无论多远都没关系，就算迟到了也没关系，无须找停车位，可以在车上使用GPS，但这些都得你自己一个人做。注意感受到的对回避的渴望，以及想象中任何可能出现的错误带给你的不适。不管感觉如何，都要坚持下去。

在此之后，规划更多的练习，在不同方面逐步增加难度。这包括增加更多不确定的事情，比如在哪儿停车和去更远的地方，并在做之前，把这些想清楚。让要去的那个地方在说定的时间打电话询问你是否到达，慢慢远离舒适区，不断注意心灵和身体试图提供无效的安慰的所有方式，并为自己在执行每项任务时感到不舒服的程度打分。当你面对不确定性、搞砸及失败的可能性时，练习DANCE的视角和态度，接受并允许心灵和身体的任何状态。请记住，成长发生在你承诺并坚持到底时，而不是练习结束时不再焦虑。祝你的每次练习都是朝着胜利迈进的一大步。

暴露的过程不会总是一帆风顺，会有起伏和意想不到的弯路。要反复学习如何让步于这种体验，而不是像过去习以为常地那样去对抗或试图回避焦虑。渐渐地你就会意识到，真正起到作用的是坚定的承诺。

问题：我并不回避做会产生预期性焦虑的事情，但无论练习多少次，事情都不会变得更容易。无论做什么来分散注意力，我都会被焦虑拉回去。我无法克服它。我不停地告诉自己我会好起来的，但不起作用。无论我对自己怎么说，我的非理性自我总是战胜理性自我。

回答：首先，祝贺你拥有这般的勇气和承诺！你应该得到一个大的奖赏。但有时勇气和承诺还不够，你如此努力却没有结果，这一定很令你沮丧。

听起来你正在做我们所说的"咬紧牙关"。这适得其反的努力，让焦虑持续存在，尽管你全身心地投入，拼尽全力进行尝试，但却是一种无效的方法。你所做的所有试图让自己感觉更好的事情实际上都会让你觉得更加焦虑不安，让每一次经历都成为一个考验。如果你能把每一次预期性焦虑看作一次学习经历，你就能更有效地处理接下来的事件。

你描述了许多安全行为。请记住，它们可能会在短期内让你感觉更可控，但给预期性焦虑添柴加油。你试图分散注意力，给自己苍白的保证，这不是理性与非理性之间的斗争：前进的道路是完全不斗争。回顾一下担忧的声音和无效的安慰之间的对话。请记住，这些对话没有益处，你的任务是找到自己的智慧心念。它是让步的态度，是在当下**主动**体验不适（不去管它，也不尝试解决它），这是你所缺失的成分。如果没有这种主动，可以预见暴露努力不会成为疗愈性的学习。

选择面对恐惧而不是回避它们确实非常重要。但是，只有当你能够同时保持正念的自我觉察观点和让步的态度时，才是最具疗愈性的暴露体验。

问题：知道可以随时服用抗焦虑药物、与女儿通电话或在太焦虑时使用的备用方案对我真的很有帮助。你是在建议我放弃这些应对技巧吗？为什么你会提出这样的建议？如果没有这些可以依靠，我永远不会做任何让我焦虑的事情。

　　回答：目标是最终放弃这种"应对技巧"。事实上它们都属于安全行为，是避免短期不适的方法，从长远来看，反而会加剧预期性焦虑。要求你放弃这些，刚开始看上去似乎很不明智，但只要你了解预期性焦虑维持的过程，那么放弃这些技巧就变得很有必要了。你从这些应对办法中获得的部分和暂时的缓解，实际上加剧了焦虑本身。它们剥夺了你的机会，去发现自己实际上可以掌控不愿面对的事物。安全行为就像拐杖一样：在康复开始时，它们可能帮助你过渡到自力更生。但就像任何拐杖一样，使用它们太久会让你肌肉萎缩，阻止你了解当完全依靠自己时，会发生什么。

　　问题：那呼吸呢？我一直被教导使用呼吸技巧来降低焦虑。你们为什么不在书中谈这个？

　　回答：在过去的几年中，有各种关于呼吸的建议。我们相信你们中的许多人都学习过用呼吸技巧来减少焦虑。因此，让我们尝试对它们进行分类，看看如何使它们更好地帮助你。

　　当你感到轻度至中度的预期性焦虑时，平静的呼吸可以减缓神经系统的兴奋，并降低身体唤醒。你可以找到许多方法和手机应用软件练习缓慢的呼吸模式，这的确有一定作用。然而，可能与你得到的建议相悖，自然有节奏的呼吸和完全呼气比腹式呼吸更有帮助。呼吸之间稍作停顿是有帮助的，但请不要尝试在呼吸时计数，也不推荐吸入大量空气的深呼吸。

　　无论是作为日常练习，还是在预期性焦虑严重时，我们并不反对使用呼吸技术。但我们确实经常看到许多患者以完全无益的方式使用呼吸技术，我们希望提醒读者注意到这一点。许多人说专注于呼吸会使他们对呼吸过度敏感，过多地调节呼吸反而使焦虑增加了。发生这种情况时，有时还会出现过度换气（过度呼吸）引起的症状。

　　关键是呼吸训练中的意图。如果你在经历焦虑或任何其他恼人的情绪时，以放松或自然的方式呼吸，可以降低紧迫感，提醒你不要退缩或回避正在经历的体验。它建立在当下感官体验的基础上，因此允许你的思考、躯体感觉和感受如其所是。

然而，如果你专注于呼吸，想要借此改变、解决或摆脱焦虑，那么它就变成了另一种干扰学习的安全行为或体验回避的方法。它只有短时的效果，最终会导致焦虑的负强化。因此，呼吸并不是一个在全面惊恐发作时的有效方法。需要再次强调的是，任何用来降低焦虑的工具或技术，尤其是在紧急情况使用的，都会适得其反。

这似乎是一个细微的区别，但平静的呼吸可以成为DANCE的一部分，也可以与DANCE背道而驰，这取决于你的态度和与DANCE的关系。它可以是主动和疗愈性让步的一部分，也可以成为破坏因素。

问题：听上去你是在告诉我要冲动地做出决定，然后忍受后果。我不愿意冒险，也不愿意为我本可以阻止的坏事负责。我永远也无法一个人生活。如果不再担心后果，那什么才会阻止我犯错？

回答：在现实生活中，每个人都会犯错。每个人也都希望尽可能少犯造成灾难性后果的错误。但在生活中前行需要主动承担合理的风险，并做出基于良好判断力的决定。没有人可以预测未来，所以我们鼓励合理的事实调查、研究和规划。这并不是冲动。

听起来你过于关注错误决定可能带来的负面后果。生活中有许多不确定因素，根本没有办法确保坏事不会发生。在做了调查之后，我们只能依靠在良好判断指导下做出的最佳猜想。

对于什么是充分的调查，我们都有自己的定义。但当你发现自己会反复查看相同或相似的信息，仅仅为了获取零碎的信息而延长截止日期，或者无法行动、无法做出选择时，这些调查就不再有益了。这是犹豫不决。你还必须考虑不采取行动的风险和成本，如拒绝或延迟选择、错过最后期限，或者由于没有及时做出决定而出现严重错误的可能性。

请记住，做出深思熟虑、经过调查和精心准备的选择与冲动选择截然不同。

但这仍然不能消除犯错误的可能性，甚至是很严重的错误。你认为永远无法为糟糕的结果负责，其实这是一个你正在告诉自己的故事，然后你就会相信这个故事。你可能发现，如果当时你能掌握现在了解的信息，过去的一些遗憾、错误和不堪的经历就可以被避免，但这些事情已成往事，你也已然前行。

问题：我习惯于提前做计划，如果出现问题，我可以知道该做什么或说什么。在开始艰难的对话或做会引发焦虑的事情之前，我在脑海中想象不同的情景，这样我会感觉好些。这给了我信心。这有什么问题？我相信它对我是有帮助的。

回答：让我们不要将计划和强迫性地列举可能出现的不良结果并强迫性地寻找避免它们的方法相混淆。如果你正在与强烈的预期性焦虑作斗争，那在此过程中，看似合理的准备计划实则已经被生动的想象所劫持。尽管这种过度思考可能会让你在进行特定的挑战性活动时，感觉更安全，但从长远来看，它会破坏你对自己独立思考能力的信心、灵活适应环境的能力，以及应对任何意料之外事情的本领。越是过度计划，你就会越相信自己需要这样做。

场景想象或设计剧本是为了回避意识到你无法确定究竟会发生什么。它强化了一种错觉，即我们可以预知未来。它给人一种错误的确定感。我们并不是说所有的准备都会适得其反。有一个A计划，甚至B计划都是有用的，但试图涵盖所有的可能性是不可能的，也是会令人筋疲力尽。计划不足本身就可能成为你担忧的焦点，并引发更多的疑虑。试图覆盖所有潜在的场景会形成一套僵化的**假设性的解决策略**，而不是在问题出现时自如地应对。

问题：我每天锻炼，做正念冥想，每晚喝洋甘菊茶，但我仍然很敏感。每当面对任何新的或不同的事物时，我都会产生预期性焦虑。我还能做些什么来控制压力水平？你相信营养品吗？针灸或瑜伽怎么样？也许我应该换一个工作？

回答：预期性焦虑肯定会对压力敏感，也就是说有冲突、生病、睡眠不足及其他形式的心理和生理压力时，大脑的敏感性和黏性都会增加。然而，压力并不是预期性焦虑的原因，减轻压力也不会让它消失。为了走上康复之路，必须解决维持预期性焦虑的因素。你与焦虑体验的关系、元认知信念、适得其反的努力、体验不确定性的意愿，以及放弃将回避作为管理不适的策略，所有这些因素都是康复的一部分。健康的习惯当然是多多益善的，但是全力以赴避免压力会把你引向错误的方向。

问题：我不明白什么是重新集中注意力。这不是分心，或者说用分心来回避吗？我应该重新关注现在的感觉，还是关注那些平静的事情，比如想象我在沙滩上？给某些东西贴上标签也是如此，如果我告诉自己担心只是我编造的故事，那么这不是我不应该做的保证吗？漂浮和忽略有什么区别？

回答：这些都是很好的问题。它们表明你正在仔细阅读和思考，这些都是我们收到的最常见的需要做出澄清的问题。有很多自助书籍可供使用，其中一些提出了应对焦虑很有效的建议。但有时方法似乎会有矛盾，所以让我们尝试找出最有帮助的方法。一些管理焦虑的常见建议是错误的。例如，试图放松或思考积极的想法不会带来持久的结果。其他技术的价值也非常有限，因为它们专注于通过分散注意力或回避焦虑来控制焦虑，而没有强调持久的态度转变因素。如果只看**技术**而不看**过程**，收获可能是非常短暂的。

通常，重要的问题不是你做了**什么**，而是你做这件事的**意图**。如果你重新集中注意力以降低预期性焦虑，那么这是一种分散注意力的尝试，即你试图回避焦虑，这几乎总是适得其反。但是，举例来说，如果你在等待登上滑雪缆车时变得焦虑，而你将注意力重新集中在当前体验到的现实上，并继续允许自己感受焦虑，从长远来看，这会更具疗愈性。

当你专注于当前的体验时，灾难性的预期想象一定不会停止。这不是你的目标，取而代之的是，你正扩大视角，纳入当前的感官现实，这样焦虑的故事就变成了一个元素，只是你广阔意识范围中的一个频道。

贴标签也是同样的道理。需要再次强调的是，贴标签的目的不是为了降低焦虑水平。如果你还是在用问题中提到的方式去描述它（"这只是一个故事……所以我不必担心"），你就是在安慰自己。我们知道，长期的重复自我安慰实际上会激发预期性焦虑。因此，如果你以这种方式应用标签，那么贴标签就会成为一种强迫性的无效安慰仪式。然后，担忧的声音将开始抱怨你担心的事情可能会成真，需要引起注意。你就又回到了循环中了。

贴标签的主要目的是帮助你创建和维持元认知视角，**让你从想法的内容中脱离出来**。让你退后一步，并注意到"这是一个想法"。仅此而已。它与想法是否真实或想法的内容无关。它提醒你，你正在对自己的思维产物做反应。这不是一种焦虑管理技术，而是一种必要的视角转变。

最后，我们来看看漂浮和忽略的区别。这里的问题是区分允许和试图推开。漂浮（Weekes 1969）是描述让步态度的隐喻。这是因为感到焦虑时最应该去做但也最难做到的事情之一是什么都不做。是的，如果你不去管它，让身体自行平静下来，预期性焦虑就会很快下降。漂浮是一种完全被动的体验，就像软木塞漂浮在水面上一样。

另一方面，忽略需要努力和精力，是一种推开你已经感知到的东西的行为。这会引发适得其反的努力，最终增加预期性焦虑。记住，在处理焦虑时，努力的效果是适得其反的：你在与焦虑作斗争时付出的努力越多，它就变得越强大，越黏性。

问题：在我做出任何一种决定后，瞬间就为担心自己可能犯了一个错误而感到困扰。这些疑虑困扰着我的大事、小事、昨天做的事，甚至几年前我几乎快想不起来的事。我怎样才能让自己放心，并相信一切都会好起来呢？

回答：对自己可能做出错误决定的恐惧是长期犹豫不决的强大动力。一些长期犹豫不决的人在需要选择时停滞不前，完全无法行动。你似乎可以做出选择，但随后会体验到一种特殊的预期性焦虑：**害怕后悔**。想象占据了主导地位，你会想象做出该决定可能会出错的所有可能，以及因为做出这个决定而失去的其他所有选择。

你会问，如何才能让自己确信一切都会好起来。答案是，寻求安慰就像在错误的方向上开始一段旅程。与其试图消除疑虑，不如做相反的事：期待它们，允许它们，并欢迎它们。记得，在做出每一个决定后，你一定会充满疑虑。在前面的一章中，我们建议数一数你的疑虑，为想象力喝彩，练习让自己更加适应不确定性的感觉，对无法确定的未来做出让步，运用DANCE的步骤。当你继续生活时，让疑虑和担忧自然地消失在背景中。

第 10 章

康复意味着什么

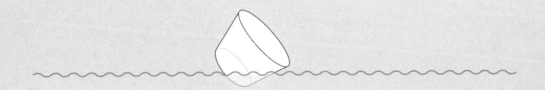

现在你对预期性焦虑有了更多的了解：它是什么、它是如何产生的，以及如何改变你与它的关系，使它不再主宰生活、决定选择。因此，你应该明白，康复并不意味着"不再有预期性焦虑"。几十年前，克莱尔·威克斯（Claire Weekes）（1969）将康复描述为"症状不再产生重要影响的时候"，这是一个真正具有变革性的说法：不消除焦虑和担忧的想法也可以使它们不再影响生活。

预期性焦虑和犹豫不决随时都可能出现，尤其是在敏感或有压力的情况下。但你不必把它当作受苦的理由、自我批评的机会，或是对未来行动的指导。建设性地应对预期性焦虑让你有机会选择自己的道路，不受焦虑的限制。你仍会有一闪而过的对可能发生或本可以发生的事情的想象，这可能会让你感到短暂的沮丧、恼怒、微不足道、荒谬、甚至滑稽可笑。但你能够做到向丰富的想象力点头致敬，然后退后一步，回到真实的世界中。

同样，随着你变得更加灵活，不那么追求完美，并且更愿意注意到不确定性和疑虑，做选择也将变得更加容易。你将承认遗憾的可能性，但这并不会导致你无法行动。无休止的研究、寻求安慰和踌躇都将消失。你将能够从困境中，带着最佳猜想继续前行。

康复意味着从焦虑想象的内容中解脱出来，并且不会因焦虑的想法、躯体感受和感觉的出现而感到困惑。这意味着认可过往的伤痛，却不让它们阻碍你。这并不意味着永远不会再次无意中编造焦虑的故事或做选择时举棋不定；当然，这也并不意味着永远不会再担忧。

最后，康复并不意味着冲动或成为不理智的冒险者。这仅仅意味着当你有预期性焦虑时，认识到它，善待自己，不要让回避的吸引力限制生活。

DANCE不是一系列在预期性焦虑被激活时采取的行动。它不是工具箱中的工具，而是你对焦虑的想法、躯体感受和感觉反应的深刻转变，这些焦虑可能来自记忆、想象、情绪或大脑中形成的自动条件化的习惯。通过练习，这种转变会成为一个自然的过程。它展现的是一种生活方式。

当预期性焦虑逝去，兴奋再次出现

精神分析学之父西格蒙德·弗洛伊德（Sigmund Freud）对患有严重焦虑

症的人进行了敏锐的观察：他发现，在对某物或某种体验发展出焦虑之前，这些事物曾激发愉悦和兴奋，这指出了兴奋与焦虑之间的关系（Freud 1964）。

几年前，在巴尔的摩，一群非常焦虑的患者和治疗师一起乘坐电梯，以直面他们的恐惧。沉浸在惊恐中，这群人静静地在酒店大厅等待高速玻璃电梯。当他们走进电梯，互相抓着手作为支撑时，一名从楼下停车场上来的男子同他们打招呼。在电梯开始上升时，这名男子微笑着转向人群说："这种刺激的感觉太棒了，不是吗？"

是的，期待有时会令人愉悦，而不是需要忍受。这种"刺激的感觉"被称为兴奋，它可以是在等待奖项宣布、登录约会网站或有人提议一起度假时的感受。这当然也是生理上的唤醒，但它并不令人痛苦。这也是人们会坐过山车或在观看体育比赛时全神贯注的原因。这时的神经系统激活与走在婚礼的红毯上或在角落等待第一次约会时的激活模式是相同的。

> **划重点**：期待可以变成"有盼头的"、令人兴奋的或是有趣的。

在康复过程中，以往的假警报仍会出现

在大多数焦虑障碍和强迫症的恢复过程中，预期性焦虑通常是"最后的步骤"。当你不再惊恐发作并且几个月来都能直面恐惧之后，当你不再需要进行强迫性的仪式并且不再寻求自我安慰之后，预期性焦虑仍会时常浮现。塞尔达·米尔斯坦（Zelda Milstein）（1983）是一位有创意的助理治疗师，她使用威克斯的方法帮助自己从10年的广场恐惧症中康复，她告诉患者：当跨过家里前门的门槛时，她经常会有预期性焦虑。她称其为"驼峰"，并将其视为残余的假警报，这种条件反射具有较长的半衰期，是身体的记忆和自己战胜疾病的凭证，我们应由此感到欣慰。

当出现这种或任何其他焦虑症状时，不要气馁，这一点很重要。这只是过程的一部分。

当这种情况发生时，不要迷失在"为什么"中，仅仅允许自动唤醒和随之出

现的焦虑故事在脑后萦绕。当你不再纠结它们的含义，不再与它们抗争，接受它们作为战胜疾病的凭证，那么你就是在康复，是正在重构大脑回路。

> **划重点：** 当焦虑再次出现时，不要陷入"为什么？"的问题中，纯粹地、温和地回到DANCE中。

重申一下：康复不是不再经历预期性焦虑，而是改变你与它的关系。在你想回避的时候不回避，在你本可以走一条更容易的路时，拥抱不适的感觉，在感到不确定的情况下做出选择，这些行为就是在朝着胜利前进。最持久的进步往往发生在最艰难的时刻及灾难性预测可能变为现实时。也就是说，挫折或旧模式重新出现时是巩固所学内容的最佳机会。

建立自信

焦虑专家乔纳森·道尔顿（Jonathan Dalton）（2021）在研讨会上分享了这个故事：

> 想象一只鹰高高地盘踞在一棵树枝上。它注意到树枝上有裂缝。但它为什么没有害怕？是因为它安慰自己说裂缝很小，自己的体重不会使树枝断裂？还是它告诉自己，树枝今天断裂的可能性很小？都不是，它不害怕，只因为它知道自己会飞。

理解预期性焦虑当然是康复的先决条件。但是，看到自己不再回避焦虑的体验，并且能顺利度过全程不适的经历，会增强信心并激励你继续前进。记住行动先于动机、自信和舒适。世上不会有对坏事绝对不会发生的保证，也不会有对绝不会被拒绝、遇到挫折或后悔某个决定的保证。但是，就像老鹰一样，当你知道你会飞的时候，就可以处理任何可能出现的事情。

正如我们所描述的，信心的建立来自观察到自己正在勇敢地前进。这意味着在"确信"你会成功之**前**采取行动。每次努力避免回避时，你都在与自己建立新的关系。在这种关系中，你立足于当下，友善地对待焦虑，证明了无论感觉如何，你都能做到。预期性焦虑和长期犹豫不决不能再欺负你了。尽管它们可能会再次出现，但你不再会给它们力量。

写给自己的康复信

当你完成了一件曾经充满恐惧预期的大事时，还有一件非常重要的事情要做。被想象所劫持防不胜防，大脑生来更愿意记住想象中的痛苦而忘记成功。因此，我们建议你给未来的自己写一封信（或者，如果你愿意，可以录制一段视频或写一篇博客），在信中带着关怀向自己讲述你已经做过的事情、你打算做的事情，以及当你意识到有预期性焦虑时，所面临的挑战。这当然并不容易，但向DANCE的态度转变是无价的。

告诉未来的你，在那种情形下自己是如何继续前行的。给未来的自己写一封信，你将在陷入灾难性的反刍和纠结是否回避时阅读这封信，提醒自己不要相信脑中的想法。告诉未来的自己，不要相信那些你正在编造的关于可能性而不是科学概率的故事，不要认为感受到的焦虑是一种警告或预测。更重要的是，告诉未来的自己，你已经证明了的确可以在应对焦虑时，不被它所控，即使当下感觉上不堪忍受，并且还要告诉自己自由和灵活是什么感觉。然后，把这封信放在你经常可以看到的地方，这样你就会一直记得它，并在将来某个时候从中获益。

没有人能完全免受预期性焦虑的影响

我们已经强调，当你在努力应对预期性焦虑时，无论是体验上的还是行为上的回避，都会让你退缩并加剧焦虑。但是，在康复之后，有很多时候你可能还是会选择回避，即使当前要做的选择带来的焦虑并没那么大。

例如，如果在康复过程中，你会故意选择在超市排最长的队伍，以便练习带着预期性焦虑等候结账，但这些最终都将不再必要。大多数人都会选择排较短的队伍；如果别无选择，只能排长队，也知道自己是可以应付的，也许会有短暂的预期性焦虑，但最终都可以自信地踏入排队的"困境"。

你会跃跃欲试彻底的康复，但这会妨碍并减少你对已获得成就的享受。以下是正在康复并过上充实生活的声音之间的对话。

担忧的声音：我以为已经克服预期性焦虑了。我不再回避任何想做的事情了。但现在，因为到了飓风季节，我突然开始犹豫是否继续计划的假期。万一天气把一切都毁了怎么办？我必须信守承诺，对吗？万一我屈服于担忧呢？我会就此退缩吗？我到底是怎么了？

无效的安慰：飓风会提前几天预警，而且酒店很新、很坚固。我们应该咬牙先把钱付了，屈服于回避一次，它就会立刻主宰我们。这绝对是正确的做法。我们必须面对恐惧，对吧？不管我们感觉如何，对吧？如果我们信守承诺，就会没事的。

担忧的声音：好的，但我们可以购买飓风季节那些可以退票的机票吗？或者这是复发的迹象？

智慧心念：让我打断一下。康复是一种灵活性，而不是严格的规则。旧的思维习惯会不时出现。你已经习惯于过多关注突然出现的担忧。你经常会被灾难性思维所影响。现在你不经常这样做了，但这并不意味着能不考虑任何担忧。你不一定要做到完美。

当你注意到一些疑虑时，你就开始担心你的担忧。担忧的声音集中在"我怎么了？""如果这是复发的迹象怎么办？"无效的安慰又回到了空洞的安慰的旧习惯上。每个人都会偶尔产生一些预期性焦虑和疑虑，这是生活的一部分。你可以注意到它，处理它，带着自我同情接纳它，决定该做什么，然后继续前行。

总结

现在你了解了一些关于预期性焦虑的基本事实。

- 无须将想象、记忆或担忧的故事视为严重的警告或预测。你不必相信你的想法。

- 可以不加评判地觉察，可以摆脱自我批评。即使在感受到生理上的唤醒和假警报叮当作响的情况下，你仍可以继续做重要的事情。

- 即使意识到疑虑、不完美及感到后悔的可能性依然存在，你也可以合理轻松地做出决定和选择。你不会总是陷入矛盾、研究或拖延之中。

- 通过做有挑战性的事情会建立信心，而不是在做这些事情之前等待信心出现。你会由衷地享受灵活和自由。

担忧的声音：我不再每天都感觉焦虑了！多么神奇啊。

无效的安慰：并且不担忧也没关系。

智慧心念：确实是这样。

后记

　　一旦你不再需要回避并知道如何灵活而自信地"起舞"（DANCE）时，你就可以将E. L. 多托罗（E. L. Doctorow）的智慧应用到预期性焦虑和长期犹豫不决上。正如安妮·拉莫特（Anne Lamott）在她的书《关于写作：一只鸟接着一只鸟》（Lamott A. 1994; p18）中写道的那样，多托罗曾经说过："写小说就像在晚上开车一样。虽然你只能看到车灯照射到的范围，但你可以让整个旅途都是如此。"

　　"你不必看清要去的地方"拉莫特补充道，"你不必看清目的地或沿途将要经过的一切。你只要看到前面两三英尺就行了。这是关于写作和生活，我听到的最好的建议。"

参考文献

[1] Amir, N., M. Freshman, B. Ramsey, E. Neary, and B. Brigidi. 2001. "Thought-Action Fusion in Individuals with OCD Symptoms." *Behaviour Research and Therapy* 39, no. 7: 765–776.

[2] Arco, A. D., and F. Mora. 2009. "Neurotransmitters and Prefrontal Cortex-Limbic System Interactions: Implications for Plasticity and Psychiatric Disorders." *Journal of Neural Transmissions* 116: 941–952.

[3] Carbonell, D. A. 2016. *The Worry Trick: How Your Brain Tricks You into Expecting the Worst and What You Can Do About It.* Oakland, CA: New Harbinger Publications.

[4] Chesterton, G. K. 1956. *What's Wrong with This World.* New York: Sheed and Ward.

[5] Craske, M. G., M. Treanor, C. C. Conway, T. Zbozinek, and B. Vervliet. 2014. "Maximizing Exposure Therapy: An Inhibitory Learning Approach." *Behaviour Research and Therapy* 58: 10–23.

[6] Dalton, J. 2021. "The Use of Metaphor in Translating Complicated Clinical Concepts into Relatable Language." ADAA. March 19, 2021 (virtual workshop).

[7] Davis, W. E., S. Abney, S. Perekslis, S-L. Eshun, and R. Dunn. 2018. "Multidimensional Perfectionism and Perceptions of Potential Relationship Partners." *Personality and Individual Differences* 127: 31–38.

[8] Eaton, W. W., D. A Regier, B. Z. Locke, and C. A. Taube. 1981. "The Epidemiologic Catchment Area Program of the National Institute of Mental Health." *Public Health Reports* 96, no. 4: 319–325.

[9] Freeston, M. H., M. J. Dugas, and R. Ladouceur. 1996. "Thoughts, Images, Worry, and Anxiety." *Cognitive Therapy and Research* 20, no. 3: 265–273.

［10］ Freud, S. 1964. *The Standard Edition of the Complete Psychological Works of Sigmund Freud*, edited by J. Strachey. New York: Macmillan.

［11］ Fried, R., and J. Grimaldi. 1993. "Respiration, Hyperventilation, and Mental Disorders." In *The Psychology and Physiology of Breathing. The Springer Series in Behavioral Psychophysiology and Medicine.* Boston, MA: Springer.

［12］ Garrido, M. I., G. R. Barnes, M. Sahani, and R. J. Dolan. 2012. "Functional Evidence for a Dual Route to Amygdala." *Current Biology* 22, no. 2: 129–134.

［13］ Grayson, J. 2014. *Freedom from Obsessive-Compulsive Disorder: A Personalized Recovery Program for Living with Uncertainty.* New York: Berkley Books.

［14］ Greenberg, M. J. 2021. "Why Rumination Is a Continuous Loop." https://drmichaeljgreenberg.com/why-rumination-is-a-continuous -loop/.

［15］ Grupe, D. W., and J. B. Nitschke. 2013. "Uncertainty and Anticipation in Anxiety: An Integrated Neurobiological and Psychological Perspective." *Nature Reviews Neuroscience* 14, no. 7: 488–501.

［16］ Harris, R. 2017. "Nuts and Bolts of Creative Hopelessness." https:// www.actmindfully.com.au/upimages/Nuts_and_Bolts_of_Creative _Hopelessness_-_May_2017_version.pdf.

［17］ Harris, R. 2019. *ACT Made Simple: An Easy-to-Read Primer on Acceptance and Commitment Therapy.* Oakland, CA: New Harbinger Publications.

［18］ Helbig-Lang, S., T. Lang, F. Petermann, and J. Hoyer. 2012. "Anticipatory Anxiety as a Function of Panic Attacks and Panic-Related Self-Efficacy: An Ambulatory Assessment Study in Panic Disorder." *Behavioural and Cognitive Psychotherapy* 40, no. 5: 590–604.

［19］ Hewitt, P., C. Chen, M. Smith, L. Zhang, M. Habke, G. Flett, and S. Mikail. 2019. "Patient Perfectionism and Clinician Impression Formation During an Initial Interview." *Psychology and Psychotherapy Theory Research and Practice* 94, no. 1: 45–62.

［20］ Hoare, J. 2019. "Face, Accept, Float, Let Time Pass: Claire Weekes' Anxiety Cure Holds True Decades On." *Sidney Morning Tribune.* September 21, 2019. https://www.smh.com.au/lifestyle/health-and-wellness/face-accept-float-let-time-pass-claire-weekes-anxiety-cure-holds-true-decades-on-20190917-p52s2w.html.

[21] Kensinger, E. A. 2009. "Remembering the Details: Effects of Emotion." *Emotion Review* 1, no. 2: 99–113.

[22] Kerr, E. 2020. "Colleges with the Highest Application Fees." US News Education, November 24. https://www.usnews.com/education/best-colleges/the-short-list-college/articles/colleges-with-the-highest-application-fees.

[23] Koffka, K. 1935. *Principles of Gestalt Psychology.* New York: Harcourt, Brace, and Company.

[24] Lamott, A. 1994. *Bird by Bird: Some Instructions on Writing and Life.* New York: Anchor Books.

[25] Milstein, Z. Personal communication. September 1983.

[26] O'Connor, K., F. Aardema, and M-C. Pélissier. 2005. *Beyond Reasonable Doubt: Reasoning Processes in Obsessive-Compulsive Disorder and Related Disorders.* Hoboken, NJ: John Wiley & Sons.

[27] Pittman, C. M., and E. M. Karle. 2015. *Rewire Your Anxious Brain: How to Use the Neuroscience of Fear to End Anxiety, Panic, and Worry.* Oakland, CA: New Harbinger Publications.

[28] Rajmohan, V., and E. Mohandas. 2007. "The Limbic System." *Indian Journal of Psychiatry* 49, no. 2: 132–139. https://doi.org/10.4103/0019-5545.33264.

[29] Robbins, C. Personal communication. March 2016.

[30] Salkovskis, P. M. 1985. "Obsessional-Compulsive Problems: A Cognitive-Behavioural Analysis." *Behaviour Research and Therapy* 23, no. 5: 571–583.

[31] Scott, E. 2020. "What Is the Law of Attraction?" Very Well Mind. https://www.verywellmind.com/understanding-and-using-the-law-of-attraction-3144808.

[32] Seif, M. N., and S. Winston. 2014. *What Every Therapist Needs to Know About Anxiety Disorders: Key Concepts, Insights, and Interventions.* New York: Routledge.

[33] Seif, M. N., and S. Winston. 2019. *Needing to Know for Sure: A CBT-Based Guide to Overcoming Compulsive Checking and Reassurance Seeking.* Oakland, CA: New Harbinger Publications.

[34] Sewart, A. R., and M. G. Craske. 2020. "Inhibitory Learning." In *Clinical Handbook of Fear and Anxiety: Maintenance Processes and Treatment Mechanisms*, edited by J. S. Abramowitz and S. M. Blakey. Washington, DC: American Psychological Association.

[35] Singh, P., S. S. Yoon, and B. Kuo. 2016. "Nausea: A Review of Pathophysiology and Therapeutics." *Therapeutic Advances in Gastroenterology* 9, no. 1: 98–112.

[36] Straube, T., S. Schmidt, T. Weiss, H. J. Mentzel, and W. H. Miltner. 2009. "Dynamic Activation of the Anterior Cingulate Cortex During Anticipatory Anxiety." *Neuroimage* 44, no. 3: 975–981.

[37] Tavel, M. E. 2017. "Hyperventilation Syndrome: A Diagnosis Usually Unrecognized." *Journal of Internal Medicine and Primary Healthcare* 2, no. 1: 1–4.

[38] Wang, Y., A. Luppi, J. Fawcett, and M. C. Anderson. 2019. "Reconsidering Unconscious Persistence: Suppressing Unwanted Memories Reduces Their Indirect Expression in Later Thoughts." *Cognition* 187: 78–94.

[39] Weekes, C. 1969. *Hope and Help for Your Nerves*. New York: Hawthorne Books.

[40] Winston, S., and M. Seif. 2017. *Overcoming Unwanted Intrusive Thoughts: A CBT-Based Guide to Getting Over Frightening, Obsessive, or Disturbing Thoughts*. Oakland, CA: New Harbinger Publications.

[41] Wu, M., D. S. Mennin, M. Ly, H. T. Karim, L. Banihashemi, D. L. Tudorascu, H. J. Aizenstein, and C. Andreescu. 2019. "When Worry May Be Good for You: Worry Severity and Limbic-Prefrontal Functional Connectivity in Late-Life Generalized Anxiety Disorder." *Journal of Affective Disorders* 257: 650–657.